GHEEL

ou

UNE COLONIE D'ALIÉNÉS

IMPRIMERIE DE BEAU, A SAINT-GERMAIN-EN-LAYE.

GHEEL

OU

UNE COLONIE D'ALIÉNÉS

VIVANT EN FAMILLE ET EN LIBERTÉ

ÉTUDE

sur le meilleur mode d'assistance et de traitement
dans les maladies mentales

PAR

M. JULES DUVAL

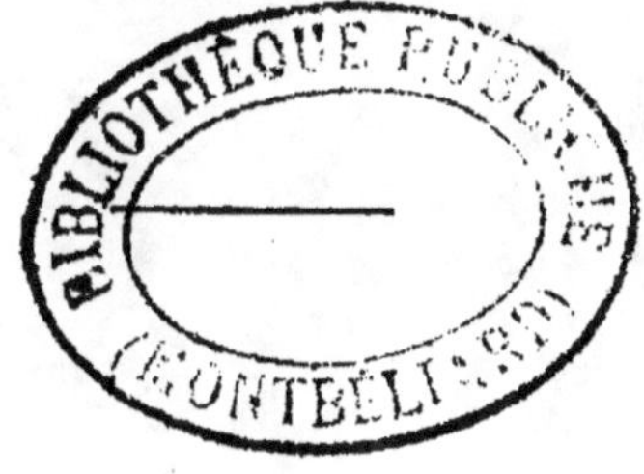

PARIS

GUILLAUMIN ET Cie LIBRAIRES

14, RUE DE RICHELIEU

—

1860

AVANT-PROPOS

La conduite à tenir envers les aliénés peut se rapporter à quatre systèmes : le délaissement, les soins à domicile, la réclusion, la colonisation.

Le délaissement de ces infortunés ne se voit plus que dans les sociétés barbares et dans quelques cantons des sociétés civilisées que leur isolement soustrait à la vigilance de l'administration et aux sollicitudes de la charité. C'est moins un système que l'abandon de l'aliéné à lui-même, à ses misères, à ses écarts plus dangereux encore pour lui que pour les autres.

1.

Les soins à domicile peuvent procurer au malade une paisible existence et même favoriser sa guérison, s'ils sont donnés avec intelligence par une famille affectueusement dévouée, jouissant d'assez de loisirs pour se consacrer à cette œuvre de patience, d'assez de fortune pour disposer des moyens curatifs dont l'emploi, nécessairement continué pendant une longue durée, entraîne toujours de sérieuses dépenses. Peu de familles, on le sent, se trouvent dans ces conditions privilégiées.

Des périls du délaissement et de la difficulté des soins à domicile est née la réclusion forcée, méthode inspirée aux législateurs par la prudence et universellement adoptée par les médecins. Il y a eu deux périodes dans l'application, marquées par un profond contraste de sentiments et de pratiques. Autrefois les aliénés étaient généralement chargés de chaînes que l'on jugeait nécessaires pour préserver les gardiens de leurs fureurs : aujourd'hui les chaînes, condamnées comme inutiles et barbares, sont à peu près partout rejetées ; et si, çà et là, quelques anneaux de fer restent encore scellés aux murs ou meurtrissent les corps, on les dérobe comme une honte aux regards des visiteurs. La reconnaissance publique rapporte justement l'honneur de cette réforme à Pinel, l'illustre médecin de la Salpêtrière et de Bicêtre, qui, suivant un mot devenu historique, *éleva l'insensé à la dignité de malade.*

Malade, oui ; mais encore prisonnier ! telle est la vérité qu'il faut confesser avec tristesse, pour demander au principe inauguré en France à la fin du dernier siècle tous les bienfaits qu'il contient. Les établissements d'aliénés , quels que soient leur nom et leurs règlements, sont tous des prisons et non des hôpitaux. Dans un hôpital, le malade va et vient en tous sens, au dehors comme au dedans, dans la mesure de ses forces; il est accessible à ses parents et à ses amis; la discipline mesure la sévérité aux seules convenances de l'ordre et à l'intérêt réel du malade; les individus conservent tous les droits personnels qu'ils peuvent exercer. Dans la prison au contraire la personnalité humaine s'efface devant les nécessités supérieures du mécanisme administratif; la liberté surtout et la famille en sont rigoureusement exclues : double et douloureux caractère qui se retrouve, à des degrés divers, dans tous les asiles d'aliénés.

La réforme, glorieusement commencée par Pinel, reste donc incomplète tant que la séquestration dépasse les strictes exigences de la sécurité publique. L'insensé n'est pas traité comme un vrai malade : il reste un prisonnier en état de maladie.

Cependant une expérience qui s'accomplit en Belgique, depuis un millier d'années, dans une pauvre commune, presque inconnue des hommes mais bénie de Dieu, constate la possibilité de laisser un très-grand nombre d'aliénés de toute catégorie, en possession de leur liberté corporelle, même de les associer à la vie et aux travaux des familles. Tel est le système de colonisation agricole dont l'heure nous semble venue, et pour une utile publicité, et pour d'opportunes imitations. L'humanité le réclame, et l'art médical lui envoie de généreux avocats. L'aliéné, disent les voix du cœur, n'est pas un coupable ; pourquoi donc est-il incarcéré comme un criminel pour des manies bizarres, les unes inoffensives, les autres faciles à contenir ? L'emprisonnement, ajoute la voix de la réforme, oppose de très-graves obstacles à l'efficacité du traitement.

Des améliorations de détail ne sauraient corriger le vice radical des institutions. Tout établissement fermé est par lui-même une création de la peur et de la routine autant que de la bienfaisance : pour les aliénés, comme pour

tous autres malades, la liberté, dans des conditions qui la rendent aussi utile qu'agréable,
doit devenir le régime commun, et l'asile se ré-
duire au simple rôle d'infirmerie, où quelques
cellules suffiront aux cas exceptionnels qui
légitiment la séquestration.

Soldat obscur de la science et de la charité,
nous avons cru devoir à cette méthode le témoignage de nos impressions à la suite d'une visite
faite à Gheel en 1856. M. le docteur Parigot,
de Bruxelles, qui s'en est posé le champion dans
le monde médical (1), nous en révéla l'existence
et facilita l'examen par ses recommandations
auprès des médecins inspecteurs; plus encore
que la curiosité scientifique, notre amitié pour
une famille frappée dans l'un de ses membres,
conduisit nos pas au cœur de la colonie. Là, dans

(1) Voir son excellent écrit intitulé : *Thérapeutique naturelle de*
la folie. — L'air libre et la vie de famille dans la commune
de Gheel. Bruxelles, in-8o, 1842.

un étonnant spectacle nous crûmes entrevoir la révélation d'une grande loi de thérapeutique morale et d'assistance sociale, qui passait inaperçue au lieu d'apporter au monde ses féconds enseignements. Une suite d'informations, d'études et de correspondances nous a fortifiés dans cette conviction, qui est devenue peu à peu une foi profonde, et, nous osons dire, raisonnée. Nous ne sommes pas seul. Le succès obtenu dans le public par l'article qu'accueillit, en novembre 1857, la *Revue des Deux-Mondes*, nous autorise à croire que le besoin de réforme inspire des adhésions d'autant plus nombreuses que la civilisation, donnant aux passions humaines un essor trop souvent déréglé, multiplie les violentes secousses qui troublent profondément les âmes. Des polémiques sur Gheel ont, à l'occasion de notre article, retenti en Allemagne. De l'Angleterre, de la Russie, de l'Autriche, des médecins distingués se sont rendus dans cette localité pour contrôler les récits de la presse, et ils sont repartis émus et convaincus autant que surpris. Le gouvernement des Pays-Bas a chargé une commission d'aller sur place étudier la question et lui en faire son rapport. C'est ainsi que la colonisation, pour l'assistance et le traitement des maladies mentales, passe dès à présent de la réalité historique dans la publicité : appuyée sur l'amour et la raison, sur l'expérience et la science, elle fera son chemin dans le monde.

Puisse notre écrit aider quelque peu à son triomphe !

GHEEL

ou

UNE COLONIE D'ALIÉNÉS

VIVANT EN FAMILLE ET EN LIBERTÉ.

> Gheel est la réalisation imparfaite d'une idée théorique pour laquelle je réserve toute mon admiration.
>
> (Dr MOREAU, de Tours, médecin de l'hospice de Bicêtre.
>
> (*Lettres médicales sur Gheel*, 1845.)

> Je dis et je répète ce que j'ai dit, il y a quinze ans : Il n'y a pas d'asile qui vaille une bonne colonie, et par tous pays, on peut coloniser les aliénés.
>
> (Le MÊME. Lettre au Dr Parigot.)

Economistes et agriculteurs connaissent, au moins de nom, une contrée de la Belgique appelée la Campine, qui occupe de vastes espaces dans les provinces d'Anvers, de Brabant et de Limbourg. Pour les agriculteurs, c'est un pays fameux par sa stérilité, fidèle image, sous le ciel du nord, des landes arides de la Gascogne et pouvant, comme elles, être fécondé par

2

les engrais et vivifié par les capitaux. Aux écono-
mistes, la Campine rappelle les efforts d'un gouvernement intelligent pour soulager la misère populaire au moyen de défrichements, de canaux, de
routes, de colonies agricoles. Les uns et les autres
voient volontiers dans cette région une ressource
providentielle contre le paupérisme, ce gouffre de
la richesse et de la moralité publiques qui se creuse
en Belgique sous une population surabondante,
malgré les progrès ou par les progrès mêmes de
l'industrie.

Ce double titre à l'attention de l'économie rurale
et politique appartient à l'ensemble de la Campine ;
mais, au sein de ces solitudes, il est une localité qui
se recommande particulièrement à tout cœur et à
toute intelligence. Là, grâce à une institution ou
plutôt à une coutume qui dure depuis des siècles,
sans rivale et même sans pareille au monde, l'agriculture trouve dans la folie, — oui, dans la folie,
— une compagne, une amie, presque une sœur,
aussi soumise que laborieuse.

Le lieu se nomme Gheel ; l'institution est une colonie d'aliénés.

Nous disons à dessein *colonie*, pour faire entrevoir tout de suite la réalité. Il ne s'agit pas en effet
d'un établissement pour les maladies mentales,

comme il s'en voit aujourd'hui en tout pays civili-
sé, qui soit dirigé par la science, la charité ou la
spéculation, clos de murs, soumis à une discipline.
A Gheel, rien de semblable. Ici la population se
compose en majorité d'habitants indigènes, sains
d'esprit comme de corps, et en minorité de pauvres
fous, émigrés venus du dehors, vivant côte à côte et
pêle-mêle avec les gens du pays sur le pied d'une
fraternelle égalité, intimement associés à la vie des
familles, au mouvement des rues, aux travaux du
ménage et des champs, admis même aux solennités
de la religion et aux fêtes patriotiques. Seule l'inégalité de raison distingue les citoyens de la commune de leurs hôtes aliénés, et de ce contraste intellectuel, qu'adoucit un rapprochement tout volontaire, naît un charitable patronage de l'homme
raisonnable sur l'insensé. Sous la simple garantie
de cette tutelle, le calme et la sécurité règnent dans
la commune de Gheel autant qu'en un lieu quelconque du monde. Il s'y trouve pourtant réunis de
sept à huit cents aliénés sur une population totale
de dix à onze mille âmes, soit un quinzième à
peu près de la population qui vit au grand air en
état d'égarement mental, à divers degrés.

Tel est le fait (y a-t-il témérité à le qualifier de
phénomène ?) qu'il nous a été donné d'observer

sur place il y a quelque temps. Il est peu connu des médecins, à peu près inconnu des hommes du monde ; nous voudrions, par un fidèle récit de nos impressions et de nos informations, concourir à le faire connaître et apprécier.

I

LE PAYS, LE BOURG, L'ÉGLISE.

Pour se rendre à Gheel, le voyageur partant de Bruxelles suit le chemin de fer de Malines à Anvers jusqu'à la station de Contich. Là il entre dans les wagons de l'embranchement qui mène à Turnhout, et les quitte à la gare d'Herenthals. Dans cette petite ville, il prend une diligence qui dessert Gheel deux fois par jour. Le trajet se fait en deux heures, dans la solitude, par une belle route ombragée d'arbres. En automne, seule saison où nous ayons vu la contrée, le paysage est calme, l'horizon gris, le ciel doux et humide. C'est l'atmosphère du nord au-dessus de sables du midi. Sur l'uniformité des landes s'élève dans tous les sens, à perte de vue, la poétique, mais improductive bruyère, entremêlée à un court et vert gazon. Cependant des massifs plus sombres de jeunes sapinières coupent fré-

quemment la monotonie de ces plaines, et les on-
dulations du terrain ravivent par le contraste de
quelques traînées d'ombre la lumière pâle de la
nature. Sur ce fond sévère, grave plutôt que triste,
se détachent çà et là, seuls incidents du voyage, de
rares fermes, à la pauvre apparence, aux murs pé-
tris en terre, aux toits de chaume délabrés ; de maigres petits champs les entourent et en indiquent
l'importance par leur propre étendue. Au milieu
des pâturages, une bergère qui garde une douzaine
de moutons, au pied d'un arbre un groupe d'enfants qui surveillent de loin quelques vaches, sur la
route un conducteur de charrette isolée, ce sont
toutes les rencontres de figures humaines.

En avançant, les cultures se montrent plus rap-
prochées et plus belles, les fermes moins distantes
et moins misérables ; le sol est rafraîchi par des fi-
lets d'eau qui multiplient les oasis au sein de la lande.
Plus loin encore, de nombreuses maisonnettes au
milieu des jardins annoncent le rayonnement d'un
centre important de population, et font soupçonner
quelque source particulière de bien-être. Nous ap-
prochons de Gheel, le chef-lieu de la Campine belge,
petite ville de quatre à cinq mille âmes, située à
quatre lieues de Diest, six lieues de Lierre et cinq
lieues de Turnhout.

Sur l'origine de cette localité et sur ses développements, la légende fournit une première réponse à nos questions curieuses. La fondation de Gheel remonte aux premiers âges du christianisme dans le pays belge, suivant une tradition triste et touchante. Dès le VIIe siècle s'élevait dans les déserts de la Campine une chapelle dédiée à saint Martin, l'apôtre des Gaules, dont la Belgique avait été une province. Quelques cellules, bâties par la piété, l'entouraient et formaient le noyau primitif du Gheel actuel. C'est là que vint se réfugier la jeune fille d'un roi païen d'Irlande pour se soustraire à l'amour criminel de son père. Dymphne, c'était le nom de la princesse, était accompagnée dans sa fuite d'un prêtre nommé Gerrebert, qui l'avait convertie ainsi que sa mère au christianisme. Dans cet asile, elle espérait vivre en paix et mourir oubliée des hommes ; mais la solitude ni l'éloignement ne purent la protéger. Son père découvrit sa trace, la poursuivit, l'atteignit, fit mettre à mort Gerrebert par ses serviteurs, et, ne trouvant personne qui voulût exécuter ses ordres sanguinaires contre sa fille, il la décapita de sa propre main, vengeant ainsi par le plus horrible forfait la défaite de sa passion incestueuse. Témoins de cet effrayant martyre, disent certains récits, conduits par la piété sur la tombe des victimes, disent les autres, de pauvres fous du pays furent guéris. La reconnaissance du cœur et de la foi rapporta le mérite de ces guérisons à la sainte jeune fille, honorée dès-lors comme la patronne chérie des aliénés. Attirées par l'espoir d'un miracle, de nouvelles familles conduisirent leurs parents atteints de folie au pied de la croix et d'un double cercueil, qui perpétuaient le souvenir de la vertu et du supplice. De la pieuse vénération naquit une dévotion qui bientôt passa en coutume. En se retirant, les visiteurs confièrent leurs malades à la charité des habitants sédentaires : la coutume devint une institution. Le groupe de pauvres chaumières forma peu à peu un village, animé par le travail autant que par la prière, et à la longue un bourg important, le plus considérable de la *Kempen-Land* (la Campine brabançonne). Fermes et hameaux se multiplièrent dans le voisinage, et finirent par constituer une commune.

Dès le xiie siècle, la chapelle de Saint-Martin fit place à une belle et grande église en l'honneur de sainte Dymphne. Achevée en 1340, elle fut consacrée par l'évêque de Cambrai, dont le diocèse comprenait cette paroisse. En 1400, un bref du pape Eugène IV consacra la dévotion populaire (1). En 1538, le sei-

(1) *Cum itaque, sicut accepimus, ad cappellam B. Dymphnæ virginis ob plurima quæ Deus omnipotens inibi, meritis ejus-*

gneur Jean de Mérode, avec l'assentiment de l'évêque de Cambrai, institua dans cette église un vica-
riat composé de neuf prêtres et un directeur, qui
fut, en 1562, transformé par Henri de Mérode en un
chapitre composé de neuf chanoines et d'un doyen
qui passèrent bientôt avec Gheel et d'autres parois-
ses sous la juridiction de l'evêque de Bois-le-Duc.
Depuis ce temps jusqu'à nos jours s'est maintenu
un courant de pèlerinage, alimenté par la maladie
et par la foi. Dans cet entraînement confiant, quelle
fut, la part des guérisons réelles et celle des vaines
espérances ? Problème que la philosophie médicale
aimerait, autant que la philosophie religieuse, à
résoudre, si les documents scientifiques ne man-
quaient entièrement; mais, à défaut de toute appréciation numérique, la réalité de guérisons et de
soulagements est bien certaine : la permanence de
l'institution à travers les siècles le prouve.

Comment en outre cette source de souffrances et
de prières, de bons soins sollicités et accordés, est-
elle devenue une source de travail et de liberté
pour les aliénés et de prospérité pour le pays ? L'ex-

---

*dem virginis, dignatus est operari miracula, de partibus illis in-
gens Christi fidelium multitudo, singularis devotionis causa
confluere, nec non plures malignis spiritibus vexati, ut solvan-
tur ab illis, adduci consueverint, etc...*

plication en semble aisée à donner. Dans ce désert il
fallait vivre, et la stérilité naturelle du sol y rendait
la vie difficile. Malgré une modeste indemnité payée
par les familles des malades, l'hospitalité y était
plus lourde que partout ailleurs. Autant que la
charité religieuse, l'esprit seul d'épargne conseillait
de ne faire, avec les pauvres insensés, qu'un régime, qu'une table. Tout naturellement l'aliéné, devenu un pensionnaire, fut admis à la vie de famille
comme l'est un ami, comme le serviteur lui-même
dans les campagnes. Après le repas, que faire du
malheureux? L'enfermer, le tenir à l'écart, c'eût
été perdre le travail des personnes chargées de sa
garde. Le besoin inspira donc l'idée de lui laisser
la liberté et de l'emmener aux jardins, dans les
champs, pour le surveiller de plus près et sans
frais. Là, en face de la terre qui sollicitait les bras,
s'accomplit un troisième progrès, et la misère cette
fois fut bonne conseillère. Ces infortunés, dont on
avait la charge, ne pouvaient-ils, dans leurs moments lucides, utilement participer au travail de
la famille? On les y invita, on les y détermina.
Beaucoup d'entre eux, entraînés par les habitudes
de leur vie antérieure et par l'exemple autant que
par la parole, cédèrent de bon gré à des désirs que
quelques-uns avaient spontanément devancés. Ainsi,

sans violence aucune, par le seul attrait du travail en compagnie et de douces influences, certains fous devinrent les auxiliaires de l'agriculture dans les champs, comme d'autres aidaient au ménage dans la maison.

Admis au foyer domestique au nom de la fraternité chrétienne, les aliénés dùrent aussi recevoir, sans exciter ni inquiétude, ni répugnance, l'hospitalité de la nuit, en maladie comme en santé, sous le même toit, souvent dans la même chambre, et quelquefois dans le même lit que les autres membres de la famille. C'est ainsi que les inspirations premières de la religion, qu'avaient déjà fortifiées les calculs de l'économie, se trouvèrent peu à peu, dans une pratique séculaire de vertus obscures, sanctionnées par une intime communauté d'existence, et par cette puissance de l'habitude qui naît des soins affectueux longtemps prodigués. Le père de famille reçut et mérita le titre de *père nourricier* (1) de son malade : l'on vit dès lors, en plein moyen âge, en des temps de mœurs grossières, les habitants de Gheel, sans aucune lumière scientifique, par le développement naturel d'une croyance

______

(1) La langue allemande emploie les mots bien plus expressifs de *seigneur* (*der Pfleger*, le *soigné*, *der Pflegling*), que nous n'avons pas osé, non sans regret pourtant, introduire dans notre travail.

religieuse, fécondée par le cœur, soutenue par l'intérêt, pratiquer le traitement de l'aliénation, d'après des règles que la science médicale ne devait reconnaître qu'au XIXe siècle : la liberté d'action et de circulation, le travail des champs, la sympathie active et dévouée, la vie enfin, loin de la résidence ordinaire, dans une famille adoptive.

Cependant, à travers une durée de dix siècles, la conduite envers les aliénés avait dû subir l'influence des idées dominantes sur l'aliénation, idées qui, en Belgique comme dans toute l'Europe, étaient sévères plutôt que bienveillantes. Si les principes et les sentiments restèrent excellents, les détails d'exécution ne furent pas toujours irréprochables. Il ne pouvait être donné, même aux meilleures inspirations, d'atteindre du premier coup au sommet de la science moderne qui, sous les masques diversifiés à l'infini de la folie, discerne en elle une simple altération de la raison et de la volonté, ou une lésion du système nerveux, l'une et l'autre généralement inoffensives, pourvu qu'elles soient simplement surveillées sans contrainte : état particulier de l'âme, dommageable au seul malade sans constituer un péril pour la société.

Divers règlements, dont les plus anciens ne remontent pourtant pas au delà de l'année 1676, au-

torisèrent l'emploi de chaînes ou liens pour empêcher « les fous ou sots » de nuire à personne, et
prescrivirent diverses mesures, les unes préven-
tives contre ces derniers, les autres répressives contre les nourriciers.

« Le bailli et les échevins ordonnent que tous
ceux qui hébergent des fous ou des sots, lieront
ceux-ci des pieds et des mains de telle sorte qu'ils
ne puissent nuire à personne, sous peine de responsabilité des méfaits et nuisances; et qu'ils les em-
pêcheront d'entrer dans l'Église paroissiale de Saint-
Amand (1) sous peine d'une amende de six florins. »

A la fin du xvii⁰ siècle, les aliénés étaient encore
des possédés du démon ou des ennemis publics
qu'il fallait lier et enfermer : aussi le pouvoir mu-
nicipal invitait-il aux mesures de rigueur. On peut
croire que les nourriciers, pour peu qu'ils y trouvas-
sent leur avantage, n'avaient garde d'y manquer.

Les abus devinrent sans doute excessifs, car le 6
mai 1747, parut un nouveau réglement, inspiré
par un sentiment plus compatissant.

« Le bailli et les échevins, ayant reconnu que les
fous causent différents désordres, qu'ils se noient
et causent des accidents, etc... ordonnent que tout

____

(1) Il ne faut pas la confondre avec l'église de Sainte-Dymphne,
réservée aux aliénés.

fou ou sot retenu par des entraves n'entre plus dans l'église de Saint-Amand ou Sainte-Dymphne, sans être accompagné de son nourricier ; *qu'aucun aliéné ne sera plus entravé et lié sans connaissance préalable et permission* du révérend doyen collégial pour ceux qui seront placés à l'infirmerie attachée à l'église de Sainte-Dymphne, et pour tous les autres aliénés, sans la permission du bailli, le tout sous peine de 6 florins d'amende. — *Item* ordonne que tout nourricier d'aliénés appartenant à la religion catholique romaine s'adressera soit au révérend doyen collégial, soit au curé, afin qu'ils puissent s'assurer si les aliénés sont capables de recevoir les saints sacrements, attendu que beaucoup meurent sans l'assistance de l'église, faute d'avertissement ; le tout sous peine de 6 florins d'amende. — *Item,* que tous ceux qui tiennent des fous, provenant, soit des villes, villages, ou des maîtres de pauvres, les fassent inscrire à leurs noms, afin de payer les frais d'enterrement de ceux qui viendraient à mourir. »

Ces prescriptions ne mirent pas fin aux plaintes, car une nouvelle ordonnance du 29 janvier 1754 déclara « que beaucoup de désordres ont encore lieu, provenant de ce que les nourriciers ont peu ou point de soins de leurs aliénés, et qu'ils sont libres de telle sorte que l'on *ne puisse plus faire de distinction entre un homme fou et un homme raisonnable ;* et cela parce que les nourriciers répondent toujours : *Ah ! mon fou ou commensal n'est pas méchant, il ne fait de mal à personne ; bien plus c'est le meilleur enfant du monde,* ou autres raisons semblables. — Nonobstant que les fous ne leur sont confiés que pour être tenus et surveillés chez eux, considérant que les habitants de cette commune ne doivent pas être journellement exposés à des affronts, des tourments et des malheurs, le bailli et les échevins renouvellent les anciennes ordonnances, et ordonnent ce qui suit : qu'à l'avenir les nourriciers tiendront en sûreté leurs fous ou commensaux, soit *avec des entraves,* soit *en les enfermant* ou de tout autre manière... »

L'amour-propre du bailli est évidemment un peu humilié qu'on ne puisse distinguer le fou du raisonnable : justement ce qui est l'honneur de Gheel, chrétiennement et médicalement ! Le sens religieux se perdait, le sens médical n'était pas encore né.

A travers des oscillations de prospérité et de langueur qui reflétèrent les idées générales, et des alternatives de rigueur et de relâchement dans la police locale, la fondation charitable de Gheel se

conserva sans modifications graves, par le seul
appui des mœurs, jusqu'à la fin du xviiie siècle.
Conquise en 1795, la Belgique avait été divisée en
1801 en départements français. La modeste institution, qui accomplissait silencieusement son utile
destinée, ignorante d'elle-même, inconnue des
médecins, dédaignée des administrations belges,
frappa l'attention de M. de Pontécoulant, un des
serviteurs intelligents et dévoués de la Révolution,
que le premier Consul avait nommé préfet du département de la Dyle, dont Bruxelles était la capitale. Comparant la condition infiniment meilleure
des aliénés de Gheel avec celle des aliénés de l'hôpital de Bruxelles, « entassés, dit un arrêté émané
de ce magistrat, dans un local étroit, dont les in-
commodités suffiraient pour rendre incurable la
maladie qui les y conduisait, » il fit transférer ces
derniers dans le refuge recommandé par une longue expérience. L'exemple donné par le préfet de
la Dyle ne tarda pas à être suivi par les administrations de Malines, Lierre, Tirlemont, Louvain, et
autres villes de second ordre, et plus tard par les
provinces méridionales du royaume des Pays-Bas,
lorsque la Belgique fut réunie à la Hollande en
vertu des traités de 1815. C'est ainsi que l'attention
du monde officiel se trouva attirée, un peu plus que

par le passé, vers cet asile obscur de tant d'infortunes.

Le célèbre professeur de l'université de Gand, le docteur Guislain, qui dès 1825 avait réclamé en Belgique des réformes en faveur des aliénés, consacra à cette institution un examen que le voisinage du lieu lui rendait facile. Entraîné au delà du vrai par l'admiration exclusive des progrès que Pinel, Esquirol et leurs disciples réalisaient en France, il ne vit que les abus de Gheel, et prononça contre le principe même de cette colonie une condamnation sévère jusqu'à l'injustice. Cependant les plaintes mêmes du docteur Guislain provoquèrent une salutaire réaction de conscience et de surveillance. L'autorité locale, pour dégager sa responsabilité contre de retentissantes accusations qui pouvaient tarir une source de prospérité matérielle, publia un nouveau règlement, en date du 9 novembre 1838, dans lequel furent introduites quelques réformes, principalement dans le cadre disciplinaire et pénitentiaire. Sous un luxe de mesures comminatoires percent quelques vues plus directement fécondes pour le bien : l'institution d'un médecin communal des aliénés, d'une inspection permanente, de gardiens spéciaux ; — dans un autre ordre d'idées, une *note d'infamie*, c'est le mot textuel, appliquée au

nourricier qui aura battu ou maltraité un pensionnaire hors le cas de légitime défense ; — enfin l'at-
tribution d'un tiers des amendes municipales aux
nourriciers qui se seront distingués par leurs soins
et le plus grand nombre de guérisons.

A vrai dire, ce règlement témoignait plutôt des
imperfections de l'œuvre charitable qu'il n'in-
troduisait de réformes efficaces : il ne pouvait que
rester à l'état de lettre-morte dans un village où
tout le monde est plus ou moins parent ou ami :
trop de sévérité eût troublé la vie sociale. Aussi les
prescriptions tombèrent-elles en désuétude avant
même d'être appliquées, et ceux des habitants de
Gheel qui désiraient améliorer le sort des aliénés et
de leurs patrons dùrent appeler l'intervention du
gouvernement central en place de l'autorité locale,
dont l'impuissance était constatée.

Une enquête approfondie inaugura cette intervention et la justifia. Tous les abus qu'une routine dix
fois séculaire avait introduits, et que l'habitude protégeait, furent dévoilés en même temps que les bons
services de l'œuvre furent constatés avec une certi-
tude désormais inattaquable. Préparée par de nombreux et lumineux rapports de M. Ducpétiaux, inspecteur général des établissements de bienfaisance
en Belgique, la loi du 18 juin 1850 ouvrit une ère nou-

velle aux institutions consacrées par la science et la charité au soulagement des aliénés. La Belgique s'associa ainsi résolûment à la généreuse et intelligente réforme dont Pinel avait donné le signal à Bicêtre vers la fin du XVIIIe siècle, et qui avait depuis lors, comme une libérale contagion, gagné l'Europe entière. La loi prescrivait pour Gheel un règlement spécial, qui fut promulgué le 1er mai 1851. En le lisant, on reconnaît que l'inspiration charitable, enracinée depuis un millier d'années dans les mœurs et dans les cœurs, a été vivifiée par l'esprit des temps nouveaux, plus éclairé sur quelques points. Un règlement intérieur du 31 décembre 1852, couronnant la régénération de Gheel, pénétra jusqu'au vif dans tous les détails matériels, et assura, autant que des lois écrites peuvent le faire, le bien-être des aliénés. De nouvelles améliorations furent introduites en 1857 et 1858.

Les principales garanties qui résultent de la législation nouvelle sont : la substitution de l'Etat à la commune dans l'administration d'une œuvre qui intéresse la Belgique tout entière, et l'organisation d'un service médical, composé de quatre médecins spéciaux et d'un inspecteur. Cette dernière fonction fut confiée à M. le docteur Parigot, qui la remplissait déjà depuis plusieurs années pour le compte particulier de l'hospice de Bruxelles, dont les aliénés continuaient à être envoyés à Gheel depuis l'initiation prise par M. de Pontécoulant. Investi de ce titre officiel, M. Parigot se constitua, dans le monde médical et administratif, avec une haute autorité, le plus ferme promoteur des réformes qui étaient à accomplir ; en même temps, il devint dans ses écrits, comme par ses paroles et par ses actes, le défenseur le plus dévoué de Gheel, parce qu'il était le témoin le plus compétent et le plus convaincu des bienfaits rendus par cette colonie à l'humanité souffrante. Après quelques années, M. Parigot, cédant à diverses considérations, renonça volontairement au séjour de Gheel, au grand regret de tous les amis de la science ainsi que des malades. Il fut remplacé en 1856 par le docteur Bulckens, qui depuis quatre ans y continue les mêmes traditions de savoir et de zèle.

Nous voici ramenés par la main de la légende et de l'histoire au seuil d'une localité que le monde se représente sans doute comme une cité dolente, peuplée de condamnés. Il n'en est rien, en y entrant, nul ne laisse à la porte aucune espérance. Loin de s'annoncer comme un enfer, Gheel semble bien plutôt le paradis et le royaume des fous. La première impression est des plus favorables. La rue principale et à peu près unique, longue de près d'un quart de lieue, est pavée, propre, bordée de maisons blanches assez bien bâties et alignées, ouvrant pour la plupart sur la campagne par une cour ou un jardin, et entremêlées de cafés, d'auberges et d'hôtels. Au centre du bourg, sur une place plantée d'arbres, s'élève l'église paroissiale de Gheel, dédiée à saint Amand, évêque de Maëstricht, apôtre de la Flandre. Sans présenter rien de remarquable pour l'art, cette église est fort richement ornée à l'intérieur. Au delà de la place, la rue se continue au loin suivant un angle assez prononcé, et aboutit, après un léger coude sur la gauche, à l'église consacrée à la patronne des aliénés, sainte Dymphne. Avant d'y arriver, on a laissé à droite l'hospice de la commune.

Ces trois édifices sont les seuls monuments de Gheel; mais si un coup d'œil rapide peut suffire pour l'église paroissiale et l'hospice, l'église de Sainte-Dymphne, mal à propos décrite sous le nom de Saint-Amand par la plupart des écrivains, mérite une visite prolongée et attentive. L'histoire de la colonie charitable, dans son origine et ses phases diverses, s'y trouve là tout entière, écrite ou peinte sur les murs, sculptée sur le bois ou la pierre.

D'après les archives, d'après le style, qui annonce la transition de l'art roman à l'art gothique, cette église a été érigée au commencement du XIIe siècle.

Vue de l'extérieur, elle étonne par sa masse, dispro-
portionnée, semble-t-il, avec les besoins d'un humble
village tel que devait être Gheel à cette époque. Cependant elle a perdu une galerie en pierre ciselée,
ornée à chaque contre-fort de clochetons, de niches
et de statues, qui l'entourait au dehors, et qui fut
abattue en 1768, les réparations ayant été jugées
trop coûteuses par la foi tiède de ce temps. A l'intérieur, les colonnes de la nef s'élancent, hautes et légères, en ogive cruciale, entourées de celles moins élevées du chœur et des chapelles des bas côtés. Dans la
décoration de l'autel principal, surchargé de lourds
ornements suivant le mauvais goût du xviii⁰ siècle,
un groupe allégorique est digne de tout l'intérêt des spectateurs. Sainte Dymphne, portée sur un
nuage, semble implorer la miséricorde divine pour
les malheureux prosternés à ses pieds. Sur les côtés
de l'autel se voient deux groupes d'aliénés dont les
mains et les pieds sont liés de chaînes dorées, ces
chaînes dont nous avons rencontré la première trace,
sauf la dorure, dans un règlement du xvii⁰ siècle.

Dans une chapelle se lit, sculptée en bois, la légende de Dymphne, œuvre de patience, d'habileté
manuelle et de goût, qui a fait l'admiration de David
d'Angers (1).

(1) La légende est retracée en huit compartiments. Le premier

Derrière le chœur se trouve un tombeau qui contient la dépouille mortelle de la vierge : simple fiction aujourd'hui, car les reliques, avec la châsse précieuse qui les enferme, ont été mises en lieu de sûreté ; mais les intentions et les impressions conservent la même efficacité. Sous le cénotaphe, élevé de plus d'un mètre au-dessus du sol, passent neuf fois par jour, pendant neuf jours, les malades ou ceux qui les remplacent à leur intention, pour implorer l'intercession de la sainte. Les genoux des suppliants ont profondément creusé la pierre du payé à l'époque où les chanoines de l'église avaient un privilége pour pratiquer l'exorcisme. Pendant cette neuvaine, qui du reste est facultative, les aliénés sont logés dans une humble maison adossée à la grande tour de l'église, où des carcans et des chaînes scellés au mur semblent attendre les possédés

rappelle la naissance de la jeune fille, qui est confiée par sa mère à Gerrebert ; dans le second se voit la mort de la reine ; dans le troisième, le diable inspire au roi Irlandais de mauvais sentiments ; dans le quatrième, la princesse s'embarque avec Gerrebert pour la Belgique ; le cinquième compartiment montre le roi à la recherche de sa fille ; dans le sixième le roi fait décapiter Gerrebert, et tranche lui-même la tête de sa fille ; dans le septième compartiment, des prêtres en dalmatique portent processionnellement les reliques de la sainte ; enfin le huitième contient une double allégorie au sujet des aliénés. Ici, le démon sort de la tête d'une folle d'où les prières le chassent ; là, un malade, enchaîné et souffrant, attend avec anxiété son tour de délivrance.

du démon : double symbole du mal qui rend ces liens nécessaires, et de la prière qui les fait tomber. Les femmes chargées de présider aux cérémonies de la neuvaine, et qui en recueillent quelques bénéfices, se plaignent que les pensionnaires deviennent de plus en plus rares, quoique les fous, assurent-elles, soient aussi nombreux que jamais à Gheel et au dehors.

Dans le chœur de l'église, aux hommages religieux se mêlent quelques souvenirs profanes. Un monument consacré à la gloire des anciens comtes de Mérode rappelle que Gheel est situé sur les terres qui furent autrefois les domaines de cette illustre famille, et qu'ils contribuèrent, comme nous l'avons dit, aux pieuses fondations : c'est un cénotaphe élevé à la mémoire de Jean, seigneur de Mérode, Perwez, Duffel, Leefdale, Waelhen, Gheel et Westerloo, personnage renommé par ses vertus héroïques et sa fervente piété, mort en 1550, à l'âge de cinquante-trois ans. On remarque, sur un mur destiné à masquer des portes latérales, les armoiries de la famille de Mérode et une scène de dévouement dont le sens n'est pas bien certain.

Cette belle et grande église, tout annonce que les fous en ont été les principaux ouvriers. La pierre, qui est le grès calcaire appartenant au terrain tertiaire des environs de Bruxelles, a dû être charriée de dix lieues au moins de distance, à travers des chemins presque impraticables. A transporter d'aussi loin tant de milliers de mètres cubes de pierre, la dévotion la plus laborieuse des familles n'eût point suffi sans une assistance gratuite et infatigable. Quels autres auxiliaires ont-elles pu trouver que les pauvres aliénés, heureux de travailler pour leur vierge bien-aimée? C'est probablement aussi quelque artiste dont le cœur, plus encore que la raison, guidait le ciseau, qui a sculpté sur bois la légende de Dymphne, sa céleste protectrice.

Au sortir de l'église, en quelques pas, vous êtes dans les champs. Un coup d'œil vous renseigne sur les alentours de la petite ville. La campagne paraît bien cultivée, coupée, comme un parc, de nombreux sentiers, mais un peu nue. Au sud se déroulent des prairies; au nord et à une forte demi-lieue, les bruyères reprennent sur les vastes plaines leur empire, que leur disputent quelques maigres graminées; au nord encore coulent des ruisseaux qui forment, en recueillant les affluents latéraux, les rivières dont le nom devint historique sous l'empire français, qui fit d'Anvers la capitale des Deux-Nèthes. A l'est et à l'ouest, le sol sablonneux de la Campine reparaît dans toute son aridité, et, par un

long pli saillant au-dessus du niveau général, forme
la crête de séparation des deux rivières.

Après un hommage, attendri et reconnaissant,
rendu à la mémoire d'une sainte jeune fille dont la
science médicale n'a pas à désavouer l'heureuse influence, après la première curiosité satisfaite sur
l'histoire et l'aspect du pays, nous pouvons rentrer
à Gheel pour l'étude approfondie d'une institution
qui se recommande, on le pressent déjà, tout autant
par son originalité que par ses bienfaits.

II

CONDITION DES ALIÉNÉS.

Si l'on arrivait à Gheel, même au sortir d'un établissement d'aliénés, sans être prévenu du phénomène spécial qui caractérise cette localité, il y aurait grande chance pour que rien ne trahît le secret. Tout s'y passe en apparence comme dans les autres campagnes. Les rues calmes ou un peu animées, suivant le jour et l'heure; aux fenêtres quelques figures curieuses; du monde au travail dans les jardins; de rares oisifs sur la place publique ou dans les cabarets; un aspect tranquille, sans apparence de vie active ou de commerce; la monotonie et le silence du village, — voilà bien la surface.

Mais si le voyageur est en quête d'une colonie excentrique signalée d'avance à sa curiosité, ou si, à titre de médecin aliéniste, il est familier avec les symptômes de la folie, çà et là il remarquera quelques allures tant soit peu bizarres : un passant qui prodigue les saluts ou les sourires, un promeneur absorbé dans des méditations solitaires, ayant l'œil fixé sur la terre ou égaré vers les cieux, un indiscret qui l'aborde brusquement. On ne l'a pas trompé : le voilà bien dans la capitale de la folie. Il questionne, et voici ce qu'il apprend.

Sur le nombre total de 5,500 aliénés que l'on compte en Belgique, la commune de Gheel en reçoit de 800 à 1000. La moitié environ vient de l'hospice de Bruxelles, qui n'a gardé, pour les aliénés non envoyés à Gheel, qu'un petit nombre de cellules annexées à son bel hospice civil de Saint-Jean.

Les insensés de toute catégorie sont admis à Gheel, à l'exception néanmoins de ceux dont la maladie, trop dangereuse, exige l'emploi d'une contrainte continue, entre autres les monomanes homicides et incendiaires, ceux dont les évasions auraient été trop fréquentes, ou dont les affections pourraient troubler la décence publique. Quant aux maniaques, sujets seulement à des accès de fureur intermittente, ce sont, ainsi que nous l'expliquerons bientôt, les sujets les plus recherchés des paysans.

La commune de Gheel a si peu soigné sa propre renommée, quelques imperfections réelles ont été tellement exagérées, l'insouciance est d'ailleurs si grande chez tant de parents, que d'ordinaire les familles ne songent à y envoyer leurs malades qu'après avoir épuisé ailleurs des traitements plus vantés, et p'utôt pour s'en débarrasser que pour les guérir. Aussi les incurables constituent-ils la majeure partie de la clientèle, et cela contribue encore à déconsidérer la colonie, en diminuant la proportion des guérisons et en augmentant celle de la mortalité. Dans l'admission, il n'est tenu aucun compte de la nationalité, du culte, de l'âge, du sexe, de la fortune. Tout le monde est accueilli avec une sincère sympathie, et reçoit, sauf la distinction des classes quant à la nourriture et au logement, les mêmes soins hygiéniques et médicaux. Après les Belges, qui naturellement sont en majorité, les Hollandais et les Allemands sont les plus nombreux; viennent ensuite quelques Français, plus rarement des Anglais ou des Scandinaves. Les communes et les hospices, qui comptent plus de vingt malades, sont autorisés à se faire représenter à Gheel par un délégué qui a voix consultative dans les assemblées de la commission administrative.

La même fraternelle hospitalité se pratique pour tous les âges, les vieillards comme les enfants; pour toutes les fortunes, les pauvres comme les riches;

4.

pour toutes les éducations, les ignorants comme les lettrés. Le ton général du pays étant à la simplicité rustique, les riches peuvent s'y croire dépaysés, et ils y sont en effet en petite minorité. Ils n'y trouveraient pas ce luxe de construction ou d'ameublement par lequel on tente, dans quelques établissements particuliers, de prolonger, à des prix exorbitants, les jouissances et les illusions de la vie sociale, en déguisant les rigueurs de l'incarcération. Cependant il est à Gheel des familles bourgeoises dont les habitudes sont celles de la classe moyenne, et où les aliénés riches peuvent trouver les agréments de l'aisance sinon les raffinements de l'opulence. Encore même est-il bien peu de jouissances utiles que l'on ne puisse obtenir en élevant le taux de la pension : à un prix incomparablement moindre que dans tout autre asile, on peut se procurer des distractions de tout genre, musique, jeux, promenades à pied, en voiture ou à cheval, livres et journaux, sans compter les amusements gratuits de la famille et de la commune. Les fantaisies de la richesse n'y sont même ni interdites, ni impossibles à satisfaire. On a vu, parmi les aliénés de Gheel, un Anglais qui dépensait fort gaiement une grande fortune en fêtes, en chasses, en parties de plaisir.

La différence des langues semble un inconvénient, le flamand, qui est l'idiome dominant du pays, étant peu connu au loin ; mais l'analogie de cet idiome avec l'allemand et le hollandais le rend facilement intelligible aux malades des deux nations les plus voisines ; et quant aux Français, ils trouvent leur langue parlée et comprise dans toutes les familles aisées de Gheel, où l'on a soin de les placer. Même ceux des nourriciers, qui ne parlent ni le français ni l'allemand, ont été mis, par une longue habitude, en état de comprendre leurs pensionnaires étrangers. Au surplus, quelques mois de séjour et de conversations initient à peu près à une connaissance élémentaire du dialecte local dont M. Parigot a rendu l'apprentissage facile en composant un cahier de dialogues en français et en flamand.

La commune entière est catholique ; mais la liberté de conscience et de culte, qui, en Belgique, existe pour tout le monde, est plus sacrée encore pour l'insensé, dont la conversion ne saurait tenter aucun zèle. Il est à l'abri de toute tentative de prosélytisme. Le petit nombre d'aliénés protestants qui s'y trouve, remplace le culte par la lecture des livres saints ; si néanmoins le besoin de la prière en commun les conduit à l'église, ils y sont admis sans difficulté.

Aucun classement systématique, d'après la nature ou la gravité des maladies, ne préside à la distribution des aliénés dans les familles. Une telle précaution, qui a été signalée comme un grand progrès de la science médicale, peut avoir en effet sa raison d'être dans des asiles où les insensés, en contact perpétuel, doivent être assortis en quelque sorte méthodiquement, moins pour leur propre intérêt, qui réclamerait des contrastes aussi bien que des similitudes, que pour la commodité du médecin : réduit à tout gouverner par lui-même sans rien livrer à la nature, il rend sa tâche plus facile au moyen de divisions matérielles et logiques qui sont l'équivalent de la division du travail dans l'ordre industriel. Dans une commune où l'asile est toujours une maison seule, une famille seule recevant deux à trois aliénés au plus, les malades n'ont à craindre aucun heurt dangereux de leurs pareils. On se borne à éloigner du chef-lieu de la Campine les tapageurs ou bruyants, ainsi que ceux qui pourraient devenir dangereux au milieu d'une population compacte. Sauf ce triage, le médecin renonce à toute classification qui ne pourrait être qu'arbitraire, à peu près impossible, et finalement inutile.

Le mélange même des sexes est considéré à Gheel comme exempt d'inconvénient. En admettant des membres adoptifs, la famille ne perd aucune de ses chastes et pures influences. Cependant, pour ne pas blesser de respectables scrupules, le règlement défend de placer dans la même maison hommes et femmes en même temps, sauf autorisation spéciale. Du reste, hors de la maison, les uns et les autres jouissent du droit commun, et quelques précautions suffisent pour éviter tout désordre. C'est que les aliénés valides sont occupés, distraits, par le travail au grand jour, et que par cela même la surveillance est plus facile. Le déshonneur pour le nourricier, qui résulterait d'un accident, redouble la vigilance de la famille.

Votre curiosité est-elle éveillée par ces premiers renseignements, entrez à votre gré dans les maisons : à toute heure du jour, elles sont librement ouvertes aux parents, aux amis, aux simples visiteurs, comme aux médecins et aux magistrats : même des frères, des sœurs, et autres parents des aliénés viennent à Gheel afin de pouvoir prodiguer à leurs proches les soins et les prévenances les plus tendres. Dès ce moment, on peut constater que le régime de la colonie diffère grandement de celui des autres établissements d'aliénés. Ailleurs nul ne pénètre qu'avec la permission du directeur et du médecin ; nul n'est admis, même le plus proche parent, à

voir le malade qu'au moment jugé opportun par
les chefs de la maison, l'expérience ayant constaté
que l'état maladif risque d'être aggravé, ou le cours
d'une guérison interrompu, par de soudaines et vives impressions. Devant les recommandations de la
science, devant les règlements de la maison, l'affection la plus dévouée doit se résigner. Combien
d'abus cependant peuvent s'abriter derrière une
telle rigueur ! Combien de parents, inquiets sur le
traitement, sur le régime auquel de chers malades
étaient soumis, ont déploré de ne pouvoir dissiper
leurs alarmes en contrôlant les plaintes ! Est-ce
toujours à tort que les cellules des hospices, que
les chambres et les appartements même des établissements particuliers, ont été qualifiés d'oubliet-
tes ? A Gheel, l'asile, c'est la maison même, toujours accessible, du bourgeois ou du cultivateur
livrant tous ses secrets à qui se présente sous les
auspices d'un habitant, et surtout de l'un des médecins, dont le zèle et la science sont toujours au
service des visiteurs sérieux. Il est telles de ces
maisons qui, par leur propreté, leur air d'aisance,
leur simplicité de bon goût, supportent la comparaison avec les salles d'hôpital les mieux tenues.
Chaque malade a l'usage exclusif d'une chambre
de dimension variable, suivant la fortune du pro-

priétaire, mais toujours aérée, blanchie à la chaux, nettoyée, carrelée ou planchéiée : souvent il l'embellit d'images, la tapisse et l'orne à son goût. Les plus petites sont de véritables cellules de moines, toujours propres, sinon belles et spacieuses : huit mètres carrés de surface sur deux et demi de hauteur. Autrefois les chambres laissaient beaucoup à désirer, et il en reste encore quelques-unes qui ne sont pas à l'abri de tout reproche : mais d'année en année la réforme, imposée par M. Parigot, maintenue par son successeur, sape les vieux abus et démolit les cases trop étroites. A chaque reconstruction, une part meilleure est faite à l'aliéné, qui trouve le moyen de faire de sa chambre un atelier, un établi où il travaille s'il est ouvrier.

Le couchage est conforme aux usages de la maison et du pays, sauf exceptions motivées ; toujours sain, propre, garni de paille fraîche et souvent renouvelée. Il n'était pas inouï autrefois que l'aliéné partageât, suivant les mœurs simples de l'ancien temps, le lit de quelque membre de la famille ; aujourd'hui les défenses des règlements, et plus encore la délicatesse des mœurs, un peu moins grossières, ou, si l'on veut, moins fraternelles, ont mis fin à cet usage, qui n'est pas à regretter.

La nourriture est également celle des maîtres de

la maison, partout simple et frugale, mais suffi-
sante et jamais rationnée, si ce n'est dans l'intérêt
du malade. En ceci comme en bien d'autres points,
les mœurs font plus que les arrêtés qui prescrivent
la composition des repas : il n'est pas rare que le
pensionnaire soit mieux nourri que le propriétaire,
et si un prix supérieur de pension a été stipulé,
les aliments sont préparés à part, même chez le
paysan : ils consistent alors en viande de bouche-
rie, en volailles, en petites gourmandises locales,
suivant les conventions. Il n'y a d'alimentation un
peu chétive à craindre que chez l'ouvrier de Gheel,
qui achète tous ses vivres et doit viser dès-lors à une
économie plus sévère. Le régime peut encore laisser
à désirer, quand l'âge ou des crises maladives exigent des soins exceptionnellement délicats et les
ressources succulentes d'une infirmerie. En somme
toutefois, il faut reconnaître que la bonne santé,
l'embonpoint même des aliénés qui errent dans les
rues, témoignent en faveur d'un régime où domine
le pain de seigle (et par exception le pain de froment), les légumes, les pommes de terre, le laitage
et la viande de porc. La bière est la boisson du pays :
avec un supplément de prix, le vin peut être intro-
duit, si le médecin ne le juge pas nuisible à la santé.
Il est d'observation constante que l'aliéné se plie en

peu de jours aux habitudes des repas réguliers dans la maison.

Le vêtement, fourni d'abord par la famille, la commune ou l'hospice qui envoie le malade, est entretenu par le nourricier, mais renouvelé par l'administration au moyen d'une somme de trente francs prélevée sur le prix de pension. Aucune couleur ou forme particulière, aucune marque distinctive n'appelle l'attention publique : habillé comme les petits bourgeois de la commune, chacun se perd dans la foule. Le linge est d'ordinaire propre et suffisant.

Ainsi se pratique, sans ostentation comme sans sacrifice, par le simple élan des cœurs et la puissance des habitudes, cette familiarité amicale d'existence, que l'on voit réalisée à peine dans quelques établissements, comme un rare privilége, pour des malades d'un titre exceptionnel. L'admission à la vie intérieure de la famille est à Gheel la loi commune, le droit commun, et quiconque tenterait de s'y soustraire serait frappé de déconsidération. Pour qui est habitué à l'opulence, pour qui n'a visité que les établissements fondés par la spéculation en vue des classes riches, l'aspect de Gheel et surtout des hameaux éloignés semblera certainement pauvre, mesquin, çà et là misérable. Il paraîtra un paradis à quiconque comparera le logement de ces aliénés, tout modeste qu'il soit, avec les infects taudis où végètent la population ouvrière de beaucoup de villes et la population agricole de beaucoup de campagnes. Gheel supportera avec non moins d'avantage la comparaison, balance faite des mérites et des inconvénients, avec les établissements fondés par la charité sociale et privée, notamment avec Bicêtre, la Salpêtrière et Charenton, qui représentent aux environs de Paris les types administratifs les plus parfaits de ce genre d'institutions. Le luxe seul fait défaut à Gheel, tandis qu'il se montre quelquefois ailleurs dans le seul but de masquer la prison.

Nous ne parlons que de ce que l'on pourrait appeler la vie de consommation et l'existence passive. Que dirons-nous de l'existence active? A première vue, et sauf examen plus approfondi, celle-ci se développe à Gheel suivant des règles aussi humaines qu'intelligentes, qui découlent de deux principes : « Liberté, travail. »

La liberté sous toutes ses formes, tel est le bon génie de Gheel, celui qui a inspiré la colonie, qui la protége et la conserve : en tête, la liberté d'aller et de venir, qui peut provoquer la plaisanterie au frontispice d'une constitution, mais qui, pour un pauvre fou, est la plus précieuse de toutes; puis la liberté

de dormir ou de se lever, de travailler ou de se re-
poser, la liberté de lire, d'écrire, de parler à l'heure
du caprice, même de correspondre au dehors. Ne
pas contrarier l'aliéné, lui permettre même toutes
ses fantaisies tant qu'il n'y a dommage ni pour lui,
ni pour son entourage, ne lui rien imposer de force,
tout obtenir par l'attrait, telle est la science suprême
du gouvernement des fous à Gheel.

Voilà donc ce même homme, qui partout ailleurs
est enfermé comme un être dangereux, dont la seule
approche excite la terreur des femmes et des esprits
timides, appelle les suspicions de la police; à Gheel,
il circule librement dans les maisons, hors des maisons, dans les rues et sur les routes, à travers les
jardins et les champs. A moins d'inconvénients évi-
dents ou particuliers, il entre dans les lieux publics,
fume sa pipe au café, joue sa partie de cartes, lit
ses journaux, boit son pot de bière avec ses voisins
et camarades. Le vin seul et les liqueurs spiritueuses lui sont interdits, sous peine d'amende contre le
cabaretier. Même les jours de marché, il n'est pas
reclus; on se borne à le faire surveiller de plus près
par les gardiens, s'il est sujet à quelques écarts. Il
vaque donc à ses affaires à son aise et sans trouble.
Pour lui, la liberté, l'égalité et la fraternité, si elles
n'ont pas de valeur politique, sont de précieuses

réalités de la vie. Il est homme, et traité comme
tel au même titre que tous ses frères en Dieu.

Dans une telle condition, il ne peut échapper à
personne des plaintes fondées, comme celle qui
s'exhalait un jour de la poitrine d'un pauvre aliéné,
enfermé dans un établissement, où l'entouraient
pourtant des soins intelligents et dévoués :

« On nous dit malades pour nous contraindre et
nous opprimer, et on ne nous accorde pas les bénéfices des malades ! Souvent lorsque j'ai mal dormi,
je voudrais sommeiller le matin. Mais point : l'heure
est arrivée ; la cloche sonne, il faut se lever, bon gré,
mal gré. — Je ne suis donc plus un malade ! »

A Gheel, il eût été invité à se lever ; on eût même
insisté amicalement, s'il n'y avait pas eu d'excuse
sérieuse ; mais on ne l'y aurait point forcé. Aucune
cloche ne sonne la limite précise du sommeil et de la
veille (1). Le plaisir et l'exemple de l'activité, l'approche des repas y sont de suffisants aiguillons
contre l'attrait du lit. Il n'est fait violence au désir
du repos, qu'à titre de traitement médical et non
à titre de règle uniforme de discipline.

---

(1) J'ai souvent demandé en entrant : Où est un tel ? — « Monsieur le Docteur, *notre petit monsieur* (heerke) est encore couché,
son déjeuner est là près du feu qui l'attend ; » et cela à 10 ou
11 h. du matin (Lettre de M. Parigot à l'auteur).

Le pauvre insensé, admis ainsi à participer à la
vie de la famille, occupe sa place au foyer comme
à la table. Si intime est le mélange de ces existences, entre lesquelles la raison établit pourtant
une si profonde inégalité, qu'au premier abord on
ne les distingue pas bien. De la femme qui prépare
le dîner ou de celle qui le sert, l'une et l'autre riva-
lisant d'empressement et quelquefois de loquacité,
quelle est la maîtresse saine d'esprit, quelle est la
pensionnaire folle de son cerveau? Ecoutez, obser-
vez, et vous ne le déciderez souvent qu'au bout de
quelques minutes d'examen attentif.

Une fois admis ce terrible malheur de la raison
perdue, rien de plus consolant, pensera-t-on assurément, qu'une telle existence : mais la fréquence
des accidents et des évasions n'en balance-t-elle
pas largement les avantages?

Non : les accidents ne sont ni communs ni graves.

Les querelles et les rixes sont facilement apaisées,
fort rares d'ailleurs, ce qui dérive, à part même
toute autre influence, de la tendance qu'ont les fous
à s'isoler plutôt qu'à se rassembler, tendance qui
n'est pas contrariée à Gheel.

A l'égard des suicides, les faits ont dissipé les
craintes. Les morts volontaires et violentes sont
presque inconnues : on en a vu une seulement en

5.

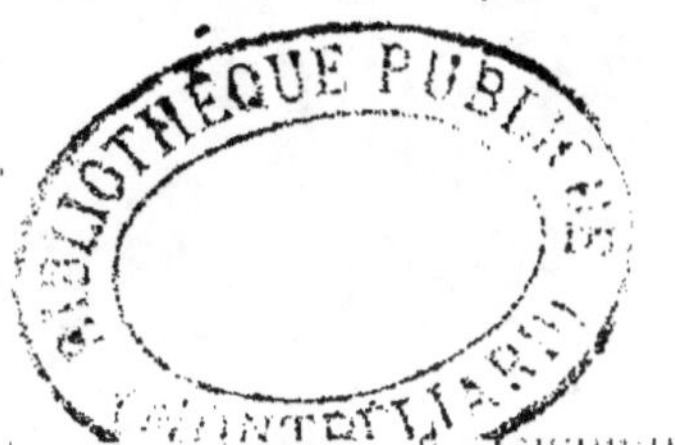

1850, une autre en 1851 ; rareté qui ne doit pas
étonner, si l'on considére que la mélancolie qui enfante le dégoût de la vie, peut souvent être calmée
par ce changement de fond en comble de toute
l'existence, et que le désespoir de l'incarcération
n'y aggrave jamais la prédisposition naturelle. En
même temps la dispersion dans des familles distinctes, souvent isolées, prévient tout danger d'imitation contagieuse.

Quant aux attentats graves contre les personnes,
on en compte seulement deux dans le cours d'un
demi-siècle. Aussi la sécurité est-elle complète. La
rencontre d'un fou est aussi indifférente que celle
de tout autre voisin, même pour les femmes et les
enfants. Quand éclatent des accès intermittents de
fureur, le nourricier et sa famille, aidés au besoin
des voisins, les dominent aisément, et la rébellion
devient d'autant plus rare que l'aliéné acquiert bien
vite la conscience de la défaite certaine qui toujours
l'attend. La fureur passe-t-elle à l'état chronique,
on recourt aux moyens matériels de correction ,
lesquels sont le plus souvent des caleçons ou cami-
soles de force. Ainsi disparait tout danger.

A l'encontre de ce que l'on pourrait supposer, les
évasions ne sont pas fréquentes : on n'en compte pas
plus de quatre à cinq par an. Pourquoi les aliénés

tenteraient-ils de s'emparer par force ou par ruse d'un bien dont ils jouissent? S'ils sont dépaysés, ils possèdent du moins dans cet exil temporaire toute la liberté qu'ils pourraient rechercher ailleurs. Comme néanmoins les insensés ne raisonnent pas ou raisonnent mal, on a dû organiser tout un système de mesures pour déjouer les tentatives d'évasion. A la première disparition d'un pensionnaire, le nourricier en avise le bureau administratif de Gheel, qui met tout de suite en mouvement les gardiens, la police, la gendarmerie, les autorités locales. D'ordinaire, l'intervention de tous ces agents est rendue inutile par le concours spontané de la population. Il est passé dans les mœurs publiques, à plusieurs lieues à la ronde, que tout individu dont les allures font suspecter la folie, — et dans le pays on s'y connaît, — soit reconduit à Gheel comme à sa résidence légale. Une prime d'un franc par lieue de parcours, accordée à quiconque ramènera un aliéné, stimule les bons désirs de chacun. Ainsi se pratique sur tout le territoire de la commune, et même en dehors, une surveillance générale et permanente qui déjoue la plupart des tentatives d'évasion. On admettra qu'elles doivent rarement réussir, si l'on considère qu'en suivant les routes battues, l'aliéné risque d'être reconnu et atteint; s'il veut se sau-

ver à travers les landes, son vagabondage accuse
ses projets, et facilite son arrestation dans un pays
découvert. Comme néanmoins ces mesures n'ont
pas toujours suffi, l'usage s'est établi de temps im-
mémorial d'entraver, par des anneaux et des chaînettes au pied, les aliénés qui manifestent quelque
tendance à s'évader. Ces entraves ne peuvent être
posées qu'avec la permission du médecin, et pour
peu qu'on y mette du soin, elles ne déterminent
ni ulcérations, ni excoriations.

Les plaies et les douleurs autrefois constatées,
et qui ont suscité de justes plaintes, provenaient de
la brutalité impunie de quelques nourriciers et d'un
système de chaînes aujourd'hui complétement abandonné. Les entraves, maintenant adoptées contre
les tentatives d'évasion, consistent en deux anneaux
ou bracelets garnis de peau de mouton et réunis au
moyen d'une chaînette légère d'un pied de lon-
gueur. L'aliéné a ainsi la marche gênée ; il ne procède que par petits pas, tout en pouvant circuler
à son gré ; il continue à jouir du spectacle de la vie
extérieure, du soleil, du grand air, des conversations
publiques ; il se mêle à tout le mouvement de la
ville ou de la campagne, plein d'attraits pour sa curiosité. Combien est préférable un tel sort au mortel
ennui, au sombre désespoir, que suscite dans l'âme

l'emprisonnement dans un hôpital ! Qu'importe aux malades que leurs membres soient libres, si devant eux se dresse la dure barrière des verrous et des grilles de fer, des portes inébranlables, des murs infranchissables? La chaîne est seulement déplacée, reculée de quelques pas : en vain l'apparence a changé! la captivité n'en reste pas moins une oppression qui irrite la victime.

Après avoir fait une si large part à la liberté, Gheel, on doit le reconnaître malgré d'aveugles ou jalouses critiques, est autorisé à la revendiquer comme le premier principe de tout son système. Le travail en est le second. Bien que chaque aliéné soit libre de s'en abstenir, que nulle discipline matérielle, nul moyen coërcitif ne l'y contraignent, quelques paroles sympathiques et l'exemple suffisent fréquemment pour soustraire à l'oisiveté un grand nombre d'insensés. On en compte d'ordinaire la moitié, quelquefois les deux tiers, qui s'occupent utilement. A la maison, femmes, jeunes filles, vieillards, infirmes, mêlés sans aucune distinction aux enfants et aux servantes, participent à tous les soins du ménage. La plupart des artisans, tels que tailleurs, cordonniers, menuisiers, maréchaux ferrants, boulangers, corroyeurs, etc., trouvent place dans la petite industrie locale. Il en est qui travaillent pour leur compte, et acquièrent une clientèle en rapport avec leurs talents. Il y avait naguère, et il s'y trouve peut-être encore, un excellent menuisier, fort intelligent mécanicien, qui gagnait beaucoup d'argent dans l'exercice de son industrie. Cet homme, hollandais d'origine, ayant servi dans l'armée française, fut fait prisonnier en Russie, puis incorporé dans les Cosaques du Don. En 1815, étant en Belgique dans les rangs des alliés, il déserta, ou plutôt il reprit sa liberté et sa nationalité, pour se marier à Bruxelles, où il tomba dans des hallucinations qui rendirent nécessaire sa translation à Gheel. Il y habite depuis vingt-cinq ans, y exerce avec succès son art, et raisonne fort sainement de toutes choses, sauf qu'il affirme que toutes les nuits le diable entre dans son corps par les talons et s'y loge quelque part, ce qui amène pour conclusion de tous ses discours la demande d'une sonde pour chasser le malin esprit.

Les femmes, qui s'entendent en quelque travail de main, comme les fileuses, les couturières, les dentelières, trouvent aussi à utiliser leurs aptitudes dans le bourg.

Les malades originaires de la campagne se livrent à la culture des jardins et des champs : on a soin de placer autant que possible les ouvriers agricoles

dans les fermes. Les fous furieux sont les plus recherchés des paysans, et quelque étrange que cela
paraisse, l'explication de cette préférence est facile.
La fureur témoigne de l'énergie de l'organisme ; la
séve intérieure, physique ou morale, est désordon-
née, mais abondante. Dans leurs périodes de calme,
les fous de cette catégorie sont de vigoureux travailleurs, dont le concours est très-profitable au
fermier, tandis qu'il ne peut tirer aucun parti d'un
idiot, d'un paralytique. Vienne chez les premiers le
réveil soudain et violent du mal, le cultivateur et sa
famille, aidés des passants et des voisins, y ont
bientôt mis ordre. L'accès se calme, le fou se remet
à un travail qui est la principale fortune de l'exploitation, et, grâce à l'enchaînement logique qui s'observe dans le bien comme dans le mal, ce travail,
qui profite au fermier, améliore par une énergique
et continue diversion l'état du malade, en rendant
les accès de plus en plus rares.

Bien que les travailleurs aliénés n'aient à réclamer aucun salaire, les nourriciers comprennent
qu'une rétribution quelconque est un utile et juste
aiguillon : ils allouent à leurs pensionnaires une
pièce de 50 centimes ou de 1 franc par semaine,
un pot de bière, un peu de tabac, suivant les convenances. Quelquefois l'intervention paternelle du

médecin prescrit ce qui est à faire avec une autorité qui est toujours écoutée.

Si les bienfaits du travail ne sont plus méconnus aujourd'hui dans aucun asile, il est très-rare que l'on puisse l'y introduire d'une façon quelque peu générale. Pour les hommes manquent les ateliers ; les jardins, les parcs, quelquefois des champs étroits, se prêtent seuls à l'activité musculaire. Aussi ce progrès est-il encore une rare exception. Même dans ces cas, les occupations sont soumises à une régularité d'heures, de mouvements et de discipline, qui leur donne un caractère artificiel et contraint, et en diminue beaucoup les avantages. Dans la plupart des meilleurs établissements, la vie entière se passe livrée à une accablante oisiveté de corps qui abandonne tout le jour le malade à ses rêves, sans lui procurer cette fatigue musculaire si propice au sommeil de la nuit. C'est à rendre fou l'homme le plus sensé. Quant aux occupations de l'esprit, qui peuvent y être plus aisément introduites au moyen de livres, de jeux, de spectacles, de réunions de société, elles tendent à exalter le cerveau, qu'il faudrait calmer, et à rompre de plus en plus l'équilibre entre l'âme et le corps. Ailleurs, comme dans les hospices russes, qui sont organisés militairement, le travail devient une habitude ma-

chinale qui n'opère plus de révulsions énergiques
sur les égarements du cerveau ; ce n'est plus qu'un
tribut hypocrite payé par l'obéissance passive à
l'autorité absolue.

Il en est de même des occupations des femmes
qui trouvent dans l'aiguille une ressource toujours
sûre et rarement répugnante : l'activité facile et
pour ainsi dire instinctive ou machinale des doigts
laisse l'imagination divaguer à son gré. La dériva-
tion est nulle ou à peu près. Pour elles une application soutenue ne paraîtra même pas sans inconvénient dans les asiles d'aliénés, si l'on considère
que le travail s'y exécute avec une régularité mo-
notone, sur des bancs ou des chaises où l'on reste
assis pendant des heures entières, d'ordinaire avec
immobilité ou calme tout au moins. Pour beaucoup
de maladies mentales qui ont leur cause, chez les
femmes surtout, dans les obstructions du système
sanguin et les troubles corrélatifs du système nerveux, de telles conditions sont loin d'être favorables
à la guérison.

Seul le labeur des champs réunit tous les avantages : charme naturel, variété d'occupations,
mouvements multipliés où la force se combine à
l'adresse, fatigue du corps ; autant de contre-poids
sérieux aux emportements de l'esprit ! Que l'on

ajoute le grand air et la vue de la nature, et l'on
admettra volontiers que les campagnes librement
ouvertes de Gheel ne doivent pas laisser regretter
les salles les plus hautes et les mieux aérées, même
les préaux les plus ombragés et les parcs les plus
pittoresques des établissements fermés.

Toutes les occupations des aliénés n'ont pas un
caractère aussi sérieux, et les arts, la musique surtout, leur fournissent des distractions qui concourent à l'amusement de toute la communauté sensée
ou insensée, comme jadis à l'apaisement de l'âme
du roi Saül (1). C'est un pauvre fou, connu sous le
surnom de *Grand Colbert*, habile violoniste, qui a
fondé *l'Harmonie* ou société chorale de Gheel, et
mérité que, par cette création, son nom vécût avec
honneur dans la mémoire de tous les habitants. Ses
confrères raisonnables ont eu le bon esprit d'or-
ner de son portrait le salon de leur société, et cet
hommage n'est pas un des moins touchants témoi-
gnages de la fraternité cordiale, sans préjugés,
sans fausse honte, qui caractérise cette honnête
population de Gheel. Dans les concerts de l'Harmo-

(1) Il arrivait que lorsque l'esprit malin venait sur Saül, David prenait sa harpe en main, et jouait. Saül en était calmé, et
se trouvait bien, et l'esprit malin se retirait de lui. (*Rois*, I,
XVI, 23).

nie, aux fêtes patriotiques comme aux solennités religieuses, les rôles sont distribués entre les musiciens suivant les talents de chacun, sans égard à l'état de son cerveau : que le jeu et le chant soient justes, c'est tout ce que l'on demande. Pour perfectionner les dons de la nature, une école de chant à l'usage des aliénés entre dans les prévisions du réglement ; il est à désirer qu'elle soit au plus tôt mise en activité. Le directeur en est désigné par la voix publique : c'est un Allemand, nommé Müller, compositeur distingué, chef de l'Harmonie gheeloise, qui ambitionne l'honneur de former parmi les aliénés des élèves qui fourniraient à ses concerts un utile concours.

Nous avons nommé les solennités religieuses : c'est dire que les fous y ont leur place. Si l'on ne les laisse pas entrer volontiers dans l'église paroissiale de Saint-Amand, celle de Sainte-Dymphne leur est réservée. Dans celle-ci on les voit souvent implorer à genoux les secours et les grâces du Ciel. Seuls, les ambitieux qui se croient dieux, rois ou princes ne s'agenouillent pas ; à part cette innocente prétention, à laquelle on ne fait pas violence, ils se conduisent, comme les autres insensés, avec décence et respect. Plusieurs d'entre les aliénés chantent au lutrin. Dans les processions, ils se mê-

lent avec piété aux autres fidèles. Là comme partout, les individus, même sujets à quelques écarts
de raison, subissent l'influence du ton qui règne
autour d'eux, et donnent l'exemple du recueillement. Ils se montrent généralement très-attachés
aux croyances de leur enfance. En état de santé et
de maladie, aux approches de la mort, ils sont admis aux sacrements toutes les fois que leur état
mental n'exclut pas la conscience morale : pieuses
consolations que l'art médical, en dehors même
de toute sollicitude religieuse, ne peut que sanctionner, parce qu'elles rehaussent le pauvre insensé à ses propres yeux, aux yeux mêmes de la
population, en même temps qu'elles fortifient le
corps par l'âme.

III

LA POPULATION DE GHEEL.

A de tels récits, d'une exactitude authentique, l'intérêt ne se reporte-t-il pas de la population malade sur la population saine d'esprit et de corps, et n'éprouve-t-on pas le désir de faire connaissance avec elle?

Légitime désir, car les habitants de Gheel, dignes sujets d'observation pour la philosophie morale et médicale, ne sont pas le moindre phénomène de la 'colonie.

Les Gheelois appartiennent à la race flamande, qui se forma, aux premiers siècles de l'invasion des Barbares, par le mélange des Normands avec les Teutons, race qui occupe la Belgique en partage avec la race wallonne, d'origine gauloise. La différence des langues marque encore de nos jours cette différence d'origine, qui n'éclate guère moins dans

le tempérament physique et moral. Chez les Wal-
lons brille la vivacité gauloise, chez les Flamands
règne le flegme germanique.

Le sang flamand est beau, dans la Campine particulièrement. L'air des champs, dont les plantes
aromatiques doublent les vertus vivifiantes, une
nourriture saine, concourent, avec l'origine germanique, à ce vermeil épanouissement de santé qui
distingue les Campinoises. C'est parmi elles que l'a-
ristocratie belge choisit les nourrices de ses enfants.
Dans les villes on les reconnaît à leur teint frais,
à leurs dents blanches, à leur corps droit et bien
pris, à leur costume national, dont le riche bonnet
de dentelle aux larges rubans tombants compose la
pièce d'honneur. Les enfants toujours nombreux,
au teint empourpré comme la bruyère, comme elle
fleurissent sur le sable, et réjouissent l'œil du voyageur par leur bonne petite figure franche un peu
effarouchée. A une solide santé l'homme, fortifié
par le travail, joint la puissance des muscles. On
pourrait dire de lui, suivant une expression arabe,
« qu'il est le maître du bras. »

Ces qualités physiques, effet combiné du sang,
du climat, de la vie rustique et laborieuse, sont
relevées par des qualités morales en parfaite harmonie avec la mission sociale, ou, si l'on veut, avec

la spécialité médicale que s'est donnée la population de Gheel : bonté naturelle poussée jusqu'à l'extrême limite, calme du caractère comme de la démarche, imperturbable patience, en toute occasion un faire tranquille et mesuré, que le délire le plus aigu d'un aliéné ne parvient pas à troubler.

En un tel peuple, l'esprit, on le pressent, ne doit pas briller par la pétulance : il participe à la placidité qui est peinte sur toute la personne. A Gheel toutefois, il tranche sur le fond flamand par un certain tour original qui approche du bizarre et de l'excentrique. S'il fallait prendre à la lettre les épigrammes des communes avoisinantes, même les dictons des tribunaux et de l'administration, on entendrait par les fous de Gheel (*Gheelsche zotten*) un peu tous les habitants. D'après nos informations, les sages du pays, qui raillent une population vouée au soin de cruelles infirmités, calomnieraient un admirable dévouement. La folie caractérisée est aussi rare parmi les citoyens de Gheel que partout ailleurs, et les indications contraires qui ont été quelquefois données, manquent de vérité.

« Il serait curieux, dit M. Ducpétiaux (1), de rechercher si le contact habituel des aliénés exerce quel-

(1) Rapport de 1841.

que influence sur les personnes avec lesquelles ils demeurent : on nous a assuré le contraire. A l'appui de cette assurance on a invoqué le chiffre même des individus appartenant à.la commune atteints d'aliénation mentale; il s'élève à onze : quatre hommes et sept femmes. Proportion qui n'est pas excessive lorsqu'on la compare surtout à celle que donne la province et le pays en général. Elle est dépassée d'ailleurs dans plusieurs localités, à Malines, par exemple, et à Bruges qui offrent à cet égard les rapports les plus élevés. »

La conscience morale est restée non moins intacte que la raison, et la commune de Gheel ne se signale par aucune inclination particulière au désordre. Les querelles personnelles et les attentats contre les personnes ou les propriétés y sont aussi rares qu'ailleurs. La douceur innée du caractère, fortifiée de siècle en siècle par l'exercice d'une industrie (s'il est permis d'employer ici ce mot dans un sens favorable) qui exige les allures les plus calmes, est aujourd'hui passée dans le sang des générations, et contribue puissamment à leur honnêteté morale.

Ce qui paraît vrai, ce qui explique sans le justifier le dicton populaire, c'est que le spectacle permanent de toutes les extravagances humaines, suivi de l'extrême indulgence que, par devoir et par habitude, les Gheelois professent pour elles, a un peu émoussé en eux la rudesse anguleuse de la logique mondaine. Peut-être même le laisser-faire et le laisser-dire, qui sont leur règle suprême de conduite, ont-ils un peu relâché la rigueur des jugements, et la raison paraît-elle s'en ressentir en ce sens qu'elle se prête, dans l'appréciation des choses humaines, à des complaisances qui étonnent les étrangers : blasés sur les aberrations de la folie, placés à un autre point de vue que leurs voisins tout en conservant la clairvoyance de l'entendement, ils ne la traduisent pas en rigoureux anathèmes contre les écarts accidentels. Là s'arrête l'influence du courant d'aliénation au sein duquel ils vivent et se meuvent. Si la folie était contagieuse, depuis dix siècles toutes les générations de Gheel auraient été folles à lier, tandis qu'en réalité les naissances même ne présentent aucune trace d'influences funestes reçues pendant la grossesse. A vrai dire, n'est-ce pas au contraire le témoignage d'un esprit très-pénétrant, très-sain et très-souple que la fonction même des gens de Gheel, et s'imagine-t-on qu'une population d'aliénés fût apte à garder, à manier, à redresser une colonie d'aliénés ?

A ces prédispositions naturelles et acquises il

convient d'ajouter une pauvreté qui les dispose à
tout faire pour un peu d'argent, l'habitude qu'elle
entretient des rudes travaux chez l'homme et d'une
industrieuse activité chez la femme; enfin, passion qui leur est commune avec tous les paysans,
un vif désir d'agrandir leur domaine aux dépens de
la bruyère. On entrevoit dès-lors dans quel sol
bien préparé est tombée la semence féconde d'une
idée charitable, qui fournit au ménage du cultivateur une indemnité pécuniaire et à ses travaux le
concours gratuit d'ouvriers auxiliaires.

Cette destinée que les circonstances ont faite à
l'homme de Gheel, et qu'il a religieusement accep-
tée et développée, réagissant à son tour sur lui,
l'a doté d'aptitudes spéciales, on peut dire profes-
sionnelles, qui en font un type unique au monde.
Sans savoir et sans prétention, il est devenu, dans
une certaine mesure, médecin aliéniste. Chaque
maison s'est transformée en *manicomie*, suivant une
expression italienne qui manque à la langue française. Si l'on n'eût dans ces derniers temps révélé
les Gheelois à eux-mêmes en s'occupant de leur
colonie, ils eussent indéfiniment continué à faire
de la médecine, et de la meilleure, sans le savoir.
A l'arrivée d'un aliéné, ils ne manquent pas de
dire leur avis sur la nature de son mal, sur le trai-

tement à prescrire ; ils pronostiquent l'issue probable, et souvent leur perspicacité étonne les hommes de l'art. Aussi formeraient-ils une population d'excellents infirmiers.

C'est ainsi que la nécessité de vivre en famille avec les insensés, et de se plier à toutes leurs bizarreries, invite les habitants de Gheel à respecter les fantaisies inoffensives, à étudier sous toutes les faces l'art difficile de diriger les volontés égarées, de redresser les idées fausses, quand elles menaçaient de devenir dangereuses, de s'emparer d'un dernier sentiment de sociabilité ou d'une dernière lueur de raison pour se mettre à l'abri des violences et des surprises. D'autre part, ne pouvant recourir à la contrainte matérielle qu'en des cas accidentels, ne pouvant compter qu'exceptionnellement sur une adhésion intelligente et réfléchie des malades, c'est surtout par l'essor des sympathies, ces vifs rayons de l'âme humaine, qui d'ordinaire survivent à l'intelligence et souvent même ne s'éteignent qu'avec la vie, que les Gheelois ont compris la tactique de leur difficile gouvernement.

Que les femmes surtout excellent dans cette diplomatie, on doit s'y attendre. A elles est dévolue la partie la plus délicate et la plus importante d'un rôle fondé sur le maniement par la douceur des caractères les plus bizarres. Simple, ignorante, laborieuse, sans vanité et sans ambition, mais bonne par nature, religieuse par éducation et guidée par son cœur, la femme de Gheel accomplit des merveilles de dévouement et de sagacité. Par ses soins, qu'aucun dégoût ne rebute, elle est la providence visible des pauvres fous. Par ses ingénieux expédients, elle prévient ou détourne les orages, en évitant de paraître intimidée. Sans titre et sans costume, elle est une vraie sœur de charité. Pour asseoir sur ses fantasques sujets un empire difficile à conquérir et difficile à garder, elle étudie les pensées intimes, observe les moindres gestes, devine les projets cachés, apprend à lire au plus profond des âmes les plus dissimulées. Il n'est pas d'incident dont elle ne profite pour s'emparer d'une volonté distraite ou bien disposée, pour conjurer une hostilité qui rumine sournoisement ses griefs. Pour dompter les plus sauvages, la jeune fille ne recule pas devant les manéges d'une innocente coquetterie. D'autres fois c'est le magnétisme impérieux du regard, de l'attitude et de la voix, qui adoucit les esprits et amollit les colères. Il n'est pas rare de voir des maniaques à taille herculéenne, capricieux ou agités, obéir à de petites femmes courbées et maigries par les ans, n'usant d'autres armes que

de quelques paroles dites avec autorité. La supériorité naturelle des femmes dans cet ordre de thérapeutique mentale en fait les meilleurs auxiliaires des
médecins. Mieux que les hommes, elles leur fournissent de bonne foi les renseignements désirés, et
se prêtent de bonne grâce aux réformes qu'ils prescrivent. Les novateurs qui veulent ouvrir aux femmes la carrière médicale, limitée pour elles jusqu'à
ce jour à l'obstétrique, trouveraient des arguments
en faveur de leur thèse dans les aptitudes manifes-
tes des Gheeloises.

Ce n'est pas que leurs maris ou leurs pères restent
étrangers à l'art de conduire les aliénés. A part le
goût inné, et le devoir, et le repos de la maison,
leur intérêt les y porte. Pour le profit du ménage et
de la ferme, tout chômage est une perte, et le pensionnaire oisif, perdant son temps et faisant perdre
celui des autres, s'il restait une non-valeur, devien-
drait bientôt une charge. L'entraîner au travail par
la violence sous le régime de liberté, qui est la loi
de Gheel, serait un contre-sens de tactique. Il faut
biaiser avec le fou, l'amorcer en lui rendant le travail attrayant : c'est bien le mot. Se montre-t-il re-
belle, l'on patiente et l'on insiste. Est-il maladroit,
on le plaisante, et l'on rit de ses maladresses sans
l'humilier : il fera mieux en recommençant. Dès

qu'il réussit un peu, on le flatte, on l'encourage ; il prend bientôt goût à la besogne. Peu à peu il s'apprivoise et s'habitue. Le voilà dès lors devenu un membre actif et utile de la famille, fier de lui-même, ami et enfant de la maison, se levant à la même heure que ses compagnons et partageant leurs travaux. Quelque déchu qu'il soit, n'offre-t-il pas encore pour la sociabilité des ressources supérieures à celles des animaux sauvages qui se laissent fléchir, comme on le voit dans les ménageries, par la patience et les bons soins des gardiens ? Pour réussir dans l'éducation des aliénés, les habitants de Gheel n'ont qu'à déployer cette même persévérante et intelligente énergie, dont la sympathie naturelle de l'homme pour l'homme décuple la puissance. Beaucoup de charité dans le cœur, la douceur sur les lèvres, un témoignage d'amitié, le raisonnement même au moment opportun, exercent un souverain empire sur des caractères dont la maladie exalte la susceptibilité.

La patience est la première des vertus nécessaires dans cette communauté d'existence, et toujours elle s'élève à la hauteur des aberrations. Aucune excentricité ne provoque ni étonnement ni colère. Depuis une vingtaine d'années Daniel Pierre est en pension chez un bourgeois de Gheel : c'est un maniaque des plus étranges, qui couvre les murs de sa chambre des caricatures les plus originales. Jamais il ne se mêle aux membres de la famille dont il n'aime qu'un des garçons, Joseph : mais il l'aime au point d'avoir abdiqué à son profit sa propre personnalité. Il donne des sobriquets à tout ce qui l'entoure, bêtes et gens, même à sa nourricière qu'il qualifie de *tambour-major ;* quand elle lui demande à travers la porte, s'il veut manger, il répond : Joseph le veut, ou bien, Joseph ne le veut pas. Le seul moyen d'en obtenir quelque chose consiste à le comparer, en l'interpellant, à un grand objet ; l'appeler arbre, mât, tour, etc.. Le dimanche seulement il ne mange point de viande, et s'enfuit à la vue d'une femme ou d'un cheval. Malgré toutes ces bizarreries, il est aimé de toute la famille, et lui-même, restant inoffensif et doux parce qu'il est bien traité, rentre régulièrement au logis, tous les soirs, après avoir erré dans les bois et les bruyères.

De cet échange de bons procédés qui est le ton général, naissent les plus solides attachements. « Il faut avoir vu autour du chevet de l'aliéné malade la famille éplorée du nourricier ; il faut avoir été témoin de ces scènes touchantes, entre le nourricier et l'aliéné, lorsque celui-ci sort guéri de l'établissement, pour se rendre bien compte des moyens

qui constituent, à proprement parler, la base du
régime et dont l'application convenablement diri-
gée doit assurer le succès de la colonie; ces témoi-
gnages de reconnaissance et de mutuelle affection,
ces larmes de bonheur et de regret, ces promesses
de se revoir, sont le plus éclatant et le plus sincère
hommage que l'on puisse rendre à la sollicitude des
nourriciers pour leurs pensionnaires (1). »

Rien ne prouve mieux combien ces sentiments
ont pénétré non-seulement dans la profondeur des
âmes individuelles, mais dans le sang et la race,
presque dans l'air, que la conduite des enfants de
Gheel envers les aliénés. Partout ailleurs (même à
Herenthals, dans le voisinage, nous en avons eu le
triste spectacle), ces malheureux sont un objet de
dérision et de persécution. C'est envers eux surtout
que l'enfance est sans pitié. A Gheel, rien de pareil.
En vain quelques extravagants s'affublent parfois
d'un accoutrement bizarre et ridicule, d'insignes
qui trahissent le caractère de leur délire ambitieux,
ces excentricités n'excitent point d'agaceries, point
de railleries ; le *zott* est, même pour les enfants, un
compagnon amusant, sans méchanceté, souvent un
camarade de jeux, quelquefois un protecteur. Il

(1) Bulckens, rapport de 1856, p. 34-35.

semble qu'entre les êtres qui n'ont pas encore toute leur raison et ceux qui l'ont perdue s'établisse quelque alliance, comme une confraternité d'âge et de goûts. Le docteur Parigot raconte combien il fut ému à la première visite qu'il fit, en qualité d'inspecteur, dans une ferme des environs de Gheel. C'était pendant l'hiver, par un temps de frimas et de neige : autour du foyer, sous la vaste cheminée, se serrait la famille, et la meilleure place était occupée par un aliéné. L'apparition inattendue d'un étranger sur le seuil de la pauvre maison troubla un peu les paisibles habitants. Effrayés, les enfants se réfugièrent, en jetant un petit cri, entre les jambes du maniaque, dont ils implorèrent la protection. L'amour de cet infortuné pour les enfants se peignit vivement sur ses traits, et son geste les couvrit. Cette affection était peut-être le seul lien qui le rattachât à la société ; mais ce lien d'amour le protégeait lui-même en lui méritant les égards et l'attachement de ses hôtes. Nous-même avons été doucement ému en voyant dans les rues de Gheel un vieillard qui portait deux enfants dans ses bras, et que deux autres suivaient pas à pas comme un bon grand-père. Dans cette âme, le foyer intellectuel était peut-être éteint, ou ne projetait que d'incertaines et pâles lueurs, tandis que le foyer affectif, par sa chaleur et sa lumière, révélait encore toute la grandeur morale de l'homme, même dans ses plus tristes misères.

Le trait suivant, raconté par le docteur Biffi, de Milan, un des défenseurs les plus fermes de Gheel, montre à quel degré peut atteindre cette heureuse influence.

Une femme de Gheel se trouvait seule dans une chambre avec un aliéné, lorsque tout à coup éclate un accès de fureur. Le danger était grand, la présence d'esprit fut plus grande encore. Elle prend l'enfant qu'elle portait dans ses bras et que le furieux aimait, le déposé dans les mains de celui-ci, et profite de la distraction que cette surprise amène pour s'esquiver par la porte : là, cachée derrière la fenêtre, elle suit de l'œil et du cœur le manége du fou. Merveilleux calcul ! l'enfant avait entièrement et subitement calmé le furieux, qui, l'ayant caressé et posé à terre, jouait avec lui. Quelques minutes après, la mère put rentrer; l'orage était dissipé.

Il faut aller à Gheel pour voir des mères si confiantes et des aliénés si dociles. Nul ne blâma pourtant cette conduite qui avait mesuré avec justesse la séduction de l'enfance.

Quand l'égalité d'âge invite à l'amitié, celle-ci devient très-vive entre les enfants de la maison et l'aliéné. Il est une famille où se trouve en pension une jeune insensée, en même temps sourde et muette. Pour les filles de l'hôte, elle est devenue une compagne nécessaire, une sœur chérie. Lorsqu'elles travaillent ensemble, entrez et annoncez que vous venez retirer l'infortunée pour la ramener à l'hospice : à l'instant, un cri d'effroi, suivi de la fuite précipitée de toutes ces jeunes filles entraînant leur amie, vous révélera combien est vive l'alarme de leur tendresse.

Le rôle médical de Gheel s'inspire de sentiments d'un ordre plus élevé encore.

Les Gheelois ont foi dans leur mission providentielle, foi dans les anciens miracles qui ont prédestiné leur pays à la guérison de la folie, foi dans leur propre puissance. Esquirol exprimait un jour à un paysan du lieu ses inquiétudes pour les cas de fureur. Celui-ci se rit de ses craintes et lui dit : « Vous ne savez pas ce que c'est que ces gens-là ; je ne suis pas fort, et cependant le plus furieux n'est rien pour moi. » Ainsi parlent tous les habitants. Le sentiment d'une puissance privilégiée et illimitée s'insinue dans l'âme du paysan gheelois dès l'enfance, par l'exemple et la tradition. Cette puissance croît avec la force musculaire et l'expérience ; elle s'impose à l'aliéné, qui se sent faible et désarmé en face d'un maître, et se soumet sans résistance toutes les fois qu'une crise violente n'éteint pas absolument les lumières du bon sens. Aussi se plie-t-il sans peine aux exigences d'une vie régulière et tranquille.

L'amour-propre et la bonté tempèrent la force. Les Gheelois sont fiers de montrer un pensionnaire bien nourri et d'une santé florissante ; c'est l'orgueil de la maison, tandis que son aspect chétif les humilie. Être admis sur la liste des nourriciers autorisés est un signe de considération, en être rayé, une cause de discrédit. Le mobile de l'intérêt se combine sans doute avec l'honneur pour inspirer une conduite digne ; mais ce double ressort n'en acquiert que plus de solidité sans que le nourricier perde aucun droit à l'estime.

Faut-il avouer que l'on a vu la politique se mettre de la partie ? Hélas oui ! Il n'est pas tout à fait sans exemple qu'en d'autres temps les aliénés soient devenus des enjeux électoraux. Accorder un bon pensionnaire, en imposer un mauvais, ce fut parfois le prix d'un bon vote ou la punition d'un mauvais. Comme les Gheelois, catholiques ou libéraux, sont de braves gens, les aliénés n'en étaient pas beaucoup plus mal ; mais une atteinte grave était portée au principe de l'institution.

Ces déviations temporaires, qui ne sauraient plus se renouveler sous le régime actuel, n'ont heureusement pas altéré les bons sentiments de la population, et des manifestations touchantes, dont nous citerons quelques exemples, ont maintes fois montré combien sont pures les sources qui jaillissent du cœur humain livré à ses naïves inspirations.

Une femme d'une belle et noble figure, d'une éducation distinguée, avait été trouvée folle à Bruxelles sans que jamais on eût pu obtenir aucun renseignement sur ses antécédents. D'après ses vagues et incomplètes réponses, elle était née dans l'Ile-de-France, où son père avait joué un rôle lors de la révolution française. Confiée à une famille de cultivateurs aisés de Gheel, elle y fut accueillie avec une délicate déférence pour sa grandeur probable, mais évanouie. Pendant vingt ans, elle dîna seule, assise à une petite table que garnissait une nappe blanche, servie par le nourricier et sa femme, qui se tenaient à une table séparée. Sur la remarque que M. Parigot en fit un jour à l'hôte : « Que voulez-vous? lui répondit ce dernier : notre *petite dame* doit être d'une bonne famille, et nous la respectons beaucoup. — Cependant vous ne recevez que la pension des indigents? — C'est assez, monsieur le docteur; nous aimons notre petite dame, et nous voudrions bien la conserver longtemps. Nous savons bien que ce que nous faisons, personne ne pourrait le payer;

mais nous n'avons pas d'enfants, et c'est notre société. »

Quel démenti aux désolantes maximes de La Ro-
chefoucauld !

En voici un second.

Un père mourant avait recommandé à sa fille un
pauvre aliéné qui l'avait vue naître, et qui avait amusé
son enfance. En se mariant, la jeune femme a soin de
l'apporter en dot à son mari dans le contrat. Le ciel
bénit sa générosité, et le fou devint presque cente-
naire. Il touchait à ses derniers jours lorsque la
maison dut être rebâtie : sans égard pour la symé-
trie et la commodité de leur propre logement, les
époux laissèrent intacte la cellule du vieillard, parce
qu'elle lui était devenue chère par un long séjour.

Souvent les bons procédés s'étendent aux parents
des malades ; quand ils sont trop pauvres pour offrir des présents, il n'est pas rare qu'ils en reçoivent eux-mêmes. Un jour, le docteur Parigot va
visiter un jeune homme épileptique. Comme il l'a-
vait toujours trouvé bien soigné, et sachant d'ailleurs que tous les ans ses parents venaient le voir,
il crut pouvoir demander à la maîtresse de la maison en quoi consistait le cadeau qu'elle recevait
sans doute. Elle sourit et répondit : « Les parents
de notre Joseph sont pauvres comme moi, ils font

la route à pied ; je les garde huit jours, et ils s'en retournent à pied, mais je leur donne un pain de seigle bluté (*kramick*) et du lard pour manger en route : voilà nos présents ! »

Par l'exercice de ces pieuses et délicates vertus s'est formé, au sein de la population de Gheel, un sentiment d'honneur collectif et de solidarité mutuelle qui résiste aux travers individuels comme aux conflits de la vie sociale. La communauté tout entière, hommes et femmes, simples citoyens et administrateurs, tout le monde s'intéresse au sort de ces malheureux. Chacun pourrait dire, en s'appliquant le vers célèbre d'un poëte latin, « que rien de ce qui touche l'homme aliéné ne lui est étranger. » Une telle compagnie est devenue un besoin si général qu'on a pu dire, sans trop de paradoxe, qu'une maison qui n'a pas son fou manque de quelque chose ; elle sent un vide dans son sein, et elle épie l'occasion favorable d'un convoi d'aliénés pour combler cette lacune.

Dans ce mélange des existences, le malade lui-même trouve les meilleures garanties contre l'abus de la force. La surveillance réciproque des habitants prescrit à tous la modération et la justice. Si la femme gouverne au logis, et l'homme dans les champs, l'œil de la communauté, planant sur l'un et sur l'autre, protége le faible dans le cours de la vie quotidienne, le vaincu dans les luttes que la fureur rend quelquefois nécessaires. Dénoncés par les cris et les plaintes de la victime, tout abus de la force, toute violence arbitraire seraient aussitôt signalés aux médecins et à l'autorité. Si les défenseurs officieux pouvaient manquer, la voix publique suffirait : aucune séduction, aucune compression ne la feraient taire. En même temps tout soupçon d'une affection prompte à s'inquiéter est éclairci par une visite qui demande quelques minutes à Gheel, quelques heures pour le point le plus reculé de la commune. Par là s'établit une protection permanente, universelle, invisible, sanctionnée par les mœurs, supérieure à tout patronage administratif et à tout règlement écrit, toujours prompte à dénoncer les abus, quand ces abus ne sont pas le fait de la coutume elle-même.

Une population, ainsi élevée tout entière à la pratique d'un sincère et réel dévouement par une tradition immémoriale, par l'intérêt, par l'honneur personnel et communal, par la foi religieuse enfin, ne craint pas la comparaison avec les serviteurs les plus zélés d'un asile public ou d'un établissement particulier, quels qu'ils soient. Il est évident que des frères ou des sœurs de charité, gardiens accidentels d'une infirmité spéciale, la plus difficile à soigner (car elle atteint l'âme autant que le corps), ne peuvent posséder les mérites héréditaires et les mille expédients qui, dès l'enfance, s'acquièrent au sein d'une famille et d'une localité vouées au traitement de ce genre de maladie. Et combien la comparaison serait plus favorable aux habitants de Gheel, si, au lieu de leur opposer les modèles les plus purs de la charité chrétienne, on pensait aux domestiques qu'attire dans les hospices et les maisons de santé la seule amorce du salaire ! A Dieu ne plaise que nous méconnaissions ce que, dans ces pénibles fonctions, l'humanité déploie encore d'abnégation, et combien de fois elle rachète d'anciennes fautes par des services obscurs ! Nous accordons au contraire une sincère estime à toutes ces aptitudes improvisées et courageuses que ne rebutent ni le dégoût ni le péril. Cependant on ne saurait nier que, sous la diversité des noms et des costumes, la généralité des aliénés s'obstine à regarder tous les surveillants comme des geôliers, instruments complaisants de l'injustice des familles ou de la société. A Gheel, au contraire, les aliénés les plus ombrageux ne sauraient voir autour d'eux que des hôtes qui hébergent des pensionnaires ; plus bienveillants, ils reconnaissent en ces hôtes des nourriciers qui les soignent, et quelquefois des amis et des compagnons. Au jugement de tout homme désintéressé, ce que l'esprit de concurrence a quelquefois qualifié d'exploitation prend à Gheel le caractère d'une mission sociale et médicale. En même temps l'analyse philosophique découvre dans un mécanisme imaginé par une foi naïve, entretenu par la charité, développé par l'instinct du bien, un savant équilibre des ressorts de l'âme humaine.

Le double mobile de l'honneur et de l'intérêt y agit en effet à la façon d'un ressort réglé par un contre-poids.

Le nourricier se distingue-t-il par ses soins, il sera maintenu sur la liste, et signalé à la bienveillance des familles, du médecin, de l'administration. Il aura toujours des malades, instruments de sa prospérité matérielle.

Veut-il obtenir du travail de ses pensionnaires, il ne le peut que par la douceur, et ce travail étant un des moyens curatifs du mal, le nourricier coopère, qu'il le veuille ou non, à tarir la source de son revenu. Il le fait cependant en vue de l'utilité immédiate, et parce que le succès deviendra pour lui un titre à des préférences ultérieures.

Concevrait-il l'odieuse pensée de conserver indéfiniment un bon pensionnaire , en éloignant sa guérison, il ne le peut. La nature et le traitement agissent à son insu et malgré lui ; le malade guérit par des vertus secrètes qui échappent à la direction du nourricier ; et, une fois guéri, il use de sa liberté pour se présenter aux médecins, et réclamer la liberté du départ , qu'il prendrait si elle lui était refusée. Point de secrets, point de murs, point de règlements qui l'empêchent de faire entendre ses protestations.

IV

ACTION DU MILIEU PHYSIQUE ET SOCIAL. — RÉSULTATS.

Nous connaissons les divers éléments qui composent ou entourent la colonie d'aliénés de Gheel : le pays, les malades, les habitants. Étudions de plus près l'action réciproque de ces éléments, à commencer par celle du milieu matériel ou physique sur l'état de l'aliéné.

Au gré de ses goûts, ou plutôt des appréciations de l'autorité qui le protége, — famille, — commune — ou établissement de bienfaisance, et sur l'avis du médecin inspecteur, le malade est placé soit à Gheel, soit dans l'un des villages ou hameaux disséminés dans la commune (1), soit enfin dans les

(1) Ils sont au nombre de dix-sept : Kivermont, Hadschot, Holven, Rauwelkoven, Larum, Elsum, Poyel, Liesel, Steelen, Stokt, Wilaers, Winkelom, Laer, Aert, Oosterloo, Zammel, Bell. Les trois derniers villages, à raison de leur éloignement du chef lieu, n'ont

fermes isolées : liberté de choix qui peut être prise en considération par les familles à qui le nom de Gheel, trop caractéristique, comme celui de Charenton ou de Bicêtre, paraîtrait nuisible à l'avenir des infortunés conduits dans cet asile.

A la ville comme dans la campagne, leur existence s'écoule loin des lieux et loin des personnes témoins ou causes de l'invasion première du mal, à l'abri de toute circonstance qui réveille de dangereux et importuns souvenirs : condition de traitement efficace proclamée par tous les médecins. L'atmosphère, imprégnée d'une humidité qu'elle doit aux vents du nord qui ont balayé la mer avant de parvenir à la Campine, apaise l'irritation des nerfs et du sang. De violentes impressions ne sauraient y agiter l'âme. Le pays est peu animé, médiocrement peuplé, éloigné de toute grande ville. La grand'route de Herenthals n'est qu'une voie secondaire de circulation ; le chemin de fer qui traverse les landes, à deux lieues de Gheel, ne trouble en rien le calme de la colonie. Par ces moyens de communication, le pays est plus accessible aux familles, aux administrateurs, aux visiteurs, triple garantie morale qui ne diminue pas l'isolement ha-

pas reçu de malades jusqu'à ce jour. La commune a neuf lieues de tour.

8.

þituel. L'âme, suivant ses dispositions, s'y livre ou
à une contemplation qui, pour être inattentive,
n'en vivifie pas moins l'organisme par tous les po-
res, ou à une observation directe et active qui la
distrait par les phénomènes variés de la vie rurale.
Le regard se promène à l'aise sur ces vastes éten-
dues légèrement accidentées quant au relief du sol,
mais diversifiées d'aspect, grâce à l'alternance des
champs et des prairies, des bois et des bruyères.
Les émanations toniques des herbes et des sapins
agissent sur le malade à son insu, et le fortifient de
leurs pénétrantes senteurs. Le demi-silence du jour,
suivi de la tranquillité de la nuit, achève de tem-
pérer les excitations maladives. Les sensations aiguës et les idées exaltées se réveillent-elles, les violences du geste ou de la voix, perdues au milieu de
l'immensité, sans autre écho que les cris stridents
des cigales et des grillons, tombent dans le vide, et
s'affaissent d'elles-mêmes faute de résistance.

Combien, à tous les points de vue, ces conditions
paraissent supérieures à la solitude oppressive et
irritante non moins qu'au pêle-mêle bruyant des
asiles d'aliénés! Seuls, les établissements destinés
aux riches malades possèdent des jardins et des
parcs qui donnent l'illusion de la véritable campagne, et les privilégiés qui peuvent y trouver place

en éprouvent un grand soulagement à leurs maux. Cependant, au bout de ses promenades, l'insensé se heurte là, comme ailleurs, à des grilles ou à des murs qui lui rappellent tristement sa captivité. Les voyages, dont les vives diversions sont un baume bien plus actif, ne peuvent être que de rares condescendances d'un médecin pour un malade opulent. Dans la campagne de Gheel la journée et l'année tout entière participent, jusqu'à un certain point, aux distractions d'un voyage, car tout s'y passe avec l'imprévu de la vie réelle.

Dans ce milieu ouvert en tout sens se développent librement les affinités qui rapprochent l'homme et les animaux, et c'est un premier degré de l'échelle des affections, qui est loin d'être sans influence sur l'état de certains malades. Les uns s'intéressent au bétail auprès duquel ils vivent et qu'ils soignent, d'autres aux oiseaux dont ils se font des compagnons. Il est à Gheel un aliéné qui ne pense qu'aux oiseaux ; personne n'est plus ingénieux que lui pour les attraper. Une fois en cage, il ne les quitte plus : il les promène de sa cellule dans la chambre de la famille, ou bien, pendant qu'ils s'ébattent au soleil, leur maître vigilant monte la garde pour les préserver de la dent des chats. Est-il douteux que ces jouissances simples et naïves n'écartent bien des tristesses , et ne puissent même aider à rétablir l'harmonie de l'âme et du corps? Privez cet homme de la compagnie de ses oiseaux, indubitablement son état empirera.

A ce premier apaisement des agitations intimes par toutes les voix de la nature, le travail vient ajouter sa puissante révulsion. Ses bienfaits sont aujourd'hui si universellement connus et proclamés, que partout où l'espace le permet, il devient une des bases du traitement. A Bicêtre, la ferme voisine de Sainte-Anne est en grande partie cultivée par une escouade d'aliénés, chosis parmi ceux qui se prêtent le mieux à la discipline du commandement et aux exercices corporels. Ce qui ne peut être ailleurs qu'un fait accidentel devient à Gheel la loi facile de tous les jours et de toutes les demeures, sans d'autre exception que l'antipathie de certains malades pour toute occupation. Il y a même ce caractère particulier et précieux, qu'ici l'aliéné travaille au milieu de gens sains d'esprit, dont tous les actes et toutes les paroles le ramènent à la raison, tandis qu'ailleurs il est entouré de ses compagnons d'infortune, qu'il retrouve les mêmes aux champs et au logis : le chef d'escouade seul et un petit nombre de surveillants possèdent leurs facultés mentales intactes, et ce n'est point assez pour modifier utilement les aberrations de tout un groupe d'insensés.

Par cet exemple, nous touchons à la vie sociale, si différente à Gheel, au point de vue médical, de ce qu'elle est partout ailleurs.

Ouvrier de la ferme, de l'atelier ou du ménage, l'aliéné de Gheel est un habitant de la commune, un membre de la maison, et quelquefois il devient comme un enfant gâté et un ami chéri de la famille, qui l'entoure d'une atmosphère de raison et de bienveillance. Au lieu d'être séquestré dans une société artificielle et contre nature, il continue de vivre de la vie réelle au sein d'une société et d'une famille, images de celles dont il a l'habitude : sous ses yeux se déroulent des existences intelligentes et affectueuses ; il entend des conversations raisonnables, il assiste à des scènes qui égaient l'esprit. Veut-il prendre part à ces discours et à ces jeux, il est obligé de faire acte de réflexion et d'intelligence. Naturellement surviennent les occasions où l'aliéné qui divague, se butant contre l'inflexible réalité, est ainsi amené à reconnaître lui-même l'égarement de ses idées.

La famille compatit à ses peines réelles ou imaginaires, et celles-ci ne sont pas les moins vives. L'aliéné est très-sensible à ces bontés, car les affections, on l'a vu, ne sont pas solidaires des troubles de l'intelligence. Chez beaucoup d'aliénés les souvenirs d'enfance, d'amitié ou de voisinage se conservent pleins de vivacité; on en a vu pleurer à chaudes larmes en apprenant la mort d'un parent ou d'un ami; leur douleur témoigne, sous toutes les formes, combien les flammes du cœur sont persistantes et ardentes. On console le malheureux en s'intéressant à lui. Cette indulgence sympathique, quand elle ne peut plus être demandée à la famille naturelle, où l'espérer ailleurs que dans une famille adoptive? Moins désarmée par la tendresse, celle-ci se fait obéir plus facilement par un insensé, qui, même dans le trouble de sa raison, ne tarde pas à entrevoir qu'il n'a aucun droit ni aucun moyen d'imposer ses caprices à des étrangers.

Les dispositions morales de l'aliéné ne peuvent que se ressentir favorablement de l'entourage de personnes qui le protégent de leur sollicitude en faisant appel à son bon sens et à son bon vouloir, qui l'admettent sur le pied d'égalité à leur foyer, à leur table et à leurs travaux : cet accueil éloigne nécessairement de sa pensée l'idée d'humiliation et d'oppression qui partout ailleurs se confond pour lui avec celle de séquestration. Loin d'être un paria dont on a voulu se débarrasser, il appartient à l'humanité ; sa dignité d'homme est sauve, car elle est respectée dans son principal privilége, la liberté.

Au nom de cette liberté, on lui témoigne de la confiance, on le constitue dans une certaine mesure arbitre de son sort. S'il n'abuse pas, sa surveillance se détend. Si on limite quelquefois la liberté, il est obligé de s'avouer à lui-même, pour peu qu'il lui reste une lueur de raison, que les mesures de rigueur ne sont pas le parti pris d'un ennemi, mais le droit de légitime défense, qu'il dépend de lui-même de désarmer par une conduite raisonnable.

De tels sentiments entretiennent ou réveillent en lui la vie de l'âme, même les habitudes sociales, et lui donnent ou conservent de la tenue. Il ne perd pas l'usage du monde, et s'il y rentre un jour, il n'éprouvera ni embarras ni honte : son absence aura été un voyage, et non pas une humiliante séquestration.

Quel contraste avec les maisons d'aliénés, même les plus confortables ! Dans toutes le sentiment d'une injuste incarcération irrite et révolte les âmes souffrantes, et aggrave le mal que l'on prétend guérir. L'idée qu'on s'en fait au dehors, et qui éloigne toutes les femmes, et même un très-grand nombre d'hommes, montre que ces asiles sont réputés au dehors des théâtres de scènes navrantes, et quiconque a une fois tristement mesuré de l'œil leurs épaisses

portes, et leurs cellules grillées, et leurs murs élevés et leurs étroites cours, doit bien avouer que
l'homme, même le plus sensé, tomberait dans le désespoir d'être ainsi enfermé, sans motif légitime?
Que peut-il en être de malheureux dont un très-
grand nombre lutte contre les conditions d'un tel
emprisonnement?

A ce premier sentiment de colère ajoutez l'oisiveté qui en est la loi universelle, car le travail utile,
le travail extérieur suppose de vastes espaces qui
manquent à peu près partout. Du matin au soir de
la journée, du premier au dernier jour de l'année,
se trouver seul en face de ses rêves, de ses délires,
de ses amertumes, quel terrible isolement! A qui
demandera-t-il les bonnes causeries, et les plaisan-
teries amicales, et les francs rires de la famille? Le
médecin fait l'inspection une fois par jour, et ne reparaît guère au milieu de ses malades. L'énergie
d'action qu'il doit déployer pour quelques maux
aigus, prend ses forces et son temps, qui ne pourraient d'ailleurs suffire à la multitude éparse dans
les salles et les cours. Passé l'heure de la visite, l'a-
liéné, surtout celui dont le mal est devenu chronique, est abandonné aux infirmiers dont les soins,
d'ordinaire peu sympathiques, souvent inintelli-
gents et grossiers, se doivent diviser sur des bandes

entières de détenus : de rares amis de la science, quelques cœurs charitables qui s'émeuvent et s'en vont, voilà les seules diversions calmantes que lui ménage le règlement ou le hasard! Combien de fois le suicide a accusé l'insuffisance des consolations ou de la vigilance des gardiens salariés (1)!

Autour du pauvre malade retentissent le vacarme et le pêle-mêle de toutes les folies. Si parfois ce contact ou ce spectacle le distrait de ses propres divagations et l'amène même à réfléchir sur sa propre folie, que d'autres fois la turbulence de ses compagnons l'irrite, leur exaltation le fatigue! L'efficacité de la perturbation du mal est livrée au hasard, car nulle clairvoyance, nulle présence de tous les instants, ne pourraient prévenir le heurt violent de ces chocs et de ces contre-coups! Livrée à de si violentes épreuves, la folie risque à tout instant de tomber dans le délire aigu ou une accablante mélancolie.

(1) J'ai inspecté hier un établissement d'aliénés qui a coûté plus de 500,000 francs ; tout est marbre et peinture qui l'imite : — mais je ne puis représenter le désespoir et le profond ennui de ces reclus *oisifs*, — rien pour les distraire... Si, je me trompe, les romans de Paul de Kock! Pas d'ombrages : on craint qu'ils ne se pendent. Pas de musique, point de réunions amusantes ou scientifiques; l'entrepreneur est absorbé par le soin de son administration intérieure; et quant au traitement scientifique, il est aussi nul que le traitement moral.

(Lettre de M. Parigot à l'auteur.)

9

A supposer que de telles extrémités ne surviennent pas, jamais une pareille foule ne sera la véritable et saine société ; au milieu de 4 à 500 lits l'isolement de l'âme, entourée d'indifférents, subsistera tristement.

L'amour de l'ordre passif, chez les entrepreneurs ou directeurs d'établissements, les portera toujours à se contenter des apparences satisfaisantes que donne l'application des réglements ; et les réglements, même les plus sages, auront le tort inévitable de soumettre à une discipline invariable et identique un grand nombre de malades en qui tout diffère, la partie saine comme la partie malade de l'être humain. Dans ces cadres officiels et inflexibles la personnalité s'agite impuissante, s'irrite ou s'atrophie, et avec elle s'évanouit un levier moral et puissant de guérison.

Si la bonne étoile, c'est-à-dire la richesse, a conduit le malade dans les établissements dirigés d'après les inspirations de la science moderne, il pourra reconnaître dans ses moments lucides, que les personnes qui le soignent sont bienveillantes et éclairées ; qu'elles comptent plus sur les bons traitements que sur les rigueurs matérielles, qu'en cas de crise violente, on n'emploiera pas contre lui des moyens coërcitifs ; certes ce sont là de grands et beaux résultats que l'humanité doit bénir, mais que le malade apprécie moins quand il les voit associés à un emprisonnement immérité. Bien vite il est blasé sur des embellissements extérieurs, toujours les mêmes. Il souffre, dans le vif de son âme, faute de liberté de circulation, faute d'essor à l'activité utile de son corps et à ses sympathies instinctives. Ses camarades sont des personnages de fiction et de hasard, d'une désolante monotonie d'allures, qui ne remplacent pas les personnes réellement vivantes et aimantes de la famille de Gheel.

De là pour le malade, quoi qu'on fasse, un appauvrissement moral par privation de vie sociale et de commerce avec les êtres vivants de la nature, ou par isolement, ou par un mélange répugnant de toutes les folies.

De là des contre-coups souvent funestes sur les convalescents.

Et pour les médecins eux-mêmes lacune d'observations et de méthodes rationnelles de traitements. En vain les plus éclairés le regrettent : comment pourraient-ils y suppléer ? En principe, tout hospice, tout établissement fermé, est de son essence et par lui-même la négation du traitement naturel : l'art d'un traitement scientifique, si intelligent, si dévoué qu'on le suppose, ne saurait suppléer à la nature. L'un est la prison, l'autre est la liberté.

En opposant au régime de contrainte et d'oisiveté des établissements fermés les allures libres, laborieuses, inoffensives de la colonie de Gheel, pouvons-nous justifier notre préférence par des résultats satisfaisants ?

Oui, jugé dans ses effets, Gheel montre encore une éclatante supériorité.

Ces effets curatifs sont de diverses sortes : la transformation rapide opérée dans l'état de l'aliéné ; les contentements de toute nature qu'il éprouve ; les guérisons qui viennent couronner assez souvent l'œuvre de la nature et de l'humanité ; enfin la longévité des incurables.

Un fait constant se passe à Gheel à l'arrivée des aliénés atteints de délire : presque tous, après quelques jours passés chez leur nourricier, ne sont plus reconnaissables. Arrivés avec la camisole de force ou des liens, ils sont apaisés presque aussitôt que rendus libres. Faut-il attribuer ce changement au milieu nouveau qui les entoure, aux égards qui leur sont accordés, ou au courant nouveau d'impressions et d'idées qui vient à la traverse de leur propre folie ? Une part en revient à chacune de ces influences, qui se fortifient en s'associant. Par elles, ce qui reste de sain dans l'esprit est aidé dans ses bonnes tendances; ce qu'il y a de malade est contenu. A Gheel se renouvelle en permanence le phénomène observé avec tant de surprise à Bicêtre, à la Salpétrière, à Charenton, et dans tous les hospices de l'Europe, lorsque l'audace du cœur brisa les chaînes et les fouets, considérés jusqu'alors comme les seuls instruments possibles de domination sur les fous. Seulement la science d'aujourd'hui refuse d'avouer que tout établissement fermé est lui-même une chaîne, la dernière, il est vrai, mais la plus lourde qui reste à supprimer.

Tandis que l'aliéné conduit dans un asile se voit tout d'abord assailli d'impressions pénibles, paquets de grosses clefs, portes massives, verrous, barreaux, cellules, préaux, murs, gardiens, uniformes, règlements, cloches, toutes les apparences et toutes les réalités de la prison, à Gheel il est reçu amicalement comme une bonne aubaine par la famille à laquelle son séjour assure une pension; il se sent à son aise. Ce premier accueil exerce sur l'âme de l'aliéné une influence des plus favorables; pour qui vient d'un hospice, c'est une véritable libération. Sous l'empire de la répétition quotidienne, ce contentement ne tarde pas à se changer en une satisfaction marquée, cause d'une préférence énergique.

9.

Lorsque dans ces dernières années certains conseils d'hospices belges jugèrent à propos de retirer de Gheel leurs aliénés pour les transférer dans un établissement rival, dont la concurrence offrait un rabais de 2 ou 3 centimes par jour, ce fut l'occasion des scènes les plus touchantes. Nourriciers et aliénés s'embrassaient en pleurant, plusieurs de ceuxci se cachèrent pour échapper à la translation. Il fallut employer la force pour en emmener quelques autres. Outre leurs affections et leurs habitudes brisées, ils savaient bien que de la liberté ils passaient à la réclusion ! Quand on les interroge à ce sujet, leurs sentiments éclatent clairement. Un médecin étranger en visite à Gheel demandait un jour à un insensé qui avait passé quelque temps dans un établissement fermé quel régime il préférait. « La réponse, vous pouvez la faire vous-même, » lui fut-il dit avec réserve ; mais un long et silencieux regard rayonnant de joie, promené sur les campagnes environnantes, fut l'expressive interprétation de ces paroles.

Cet attachement au pays et à la famille survit souvent à la guérison. Plusieurs fois on a vu des nourriciers garder gratuitement des aliénés guéris qui avaient perdu leur famille ou leurs relations dans le monde. Il n'est pas rare que les bons rapports se continuent à distance et durent toute la vie. Des pèlerinages ont lieu annuellement de Bruxelles à Gheel pour resserrer les liens formés pendant la maladie. Sur divers points de la Belgique, plus d'un pensionnaire guéri recherche avec sollicitude des nouvelles de la santé et de la fortune de son ancien nourricier, qui ne s'intéresse pas moins au sort de son ancien commensal.

Que l'existence soit plus douce à Gheel qu'ailleurs, aucun doute ne semble possible; mais les malades, mais les familles et la science elle-même attendent des résultats précis. Y a-t-il des guérisons? et quelle en est la proportion?

Avant tout examen, on doit pressentir que par le développement des sympathies, par le travail et la liberté, la raison elle-même et les sentiments bien équilibrés tendent à reprendre possession d'une âme égarée. Quant au chiffre précis des guérisons, il est juste de tenir compte du caractère désespéré de la plupart des aliénations qui peuplent Gheel et qui atteint habituellement les trois cinquièmes des cas. C'est un fait constaté que par insouciance, et à raison aussi d'anciens préjugés ou des apparences peu scientifiques de la colonie, on n'y recourt guère qu'après avoir épuisé ailleurs les ressources de l'art autres que la vie de famille et la liberté, alors que les maladies aiguës sont devenues chroniques. Un grand nombre des pensionnaires de Gheel sont des idiots, des imbéciles, des déments, qui trouvent là, comme partout, une pitié plus secourable qu'efficace. Certains médecins, quelquefois des administrateurs ont même prétendu que Gheel ne convenait qu'aux incurables, et de là une réputation peu encourageante. Autrefois on y venait chercher un miracle, aujourd'hui on y cherche un dernier asile.

Ces réserves étant faites relativement à la qualité des malades, voici les indications recueillies à diverses époques.

Au célèbre Esquirol, le docteur Backel, qui avait passé sa vie à Gheel, déclara 10 à 15 guérisons annuelles sur 4 ou 500 malades. Dans les quatre dernières années, 1856 à 1860, la moyenne a été de 36 guérisons sur environ 900 malades. Si l'on ne tient pas compte des incurables, la proportion des guérisons oscille entre 50 et 65 pour 100 (1). Les statistiques comparatives sont au reste fort difficiles et peu certaines, faute d'adopter partout des bases identiques. On sait d'ailleurs que l'estimation numérique des guérisons est surtout difficile dans les cas d'aliénation, où les sorties risquent fort

(1) Voir la note B, à l'Appendice.

d'être mal à propos qualifiées de guérisons. Il faut remarquer en outre que dans les hospices où l'entretien des aliénés est une charge, on les rend volontiers à leurs familles aux premières apparences sérieuses d'amélioration, tandis qu'à Gheel, où cet entretien est une source de bénéfices, où d'ailleurs l'aliéné se trouve souvent mieux qu'il ne sera chez lui, rien ne hâte le départ, qui n'est autorisé qu'après des épreuves multipliées. Le médecin de section, puis le médecin inspecteur interviennent, interrogent, examinent, et les chances sont bien plus nombreuses qu'ailleurs pour que la sortie par eux autorisée réponde à une guérison solide.

Les malades qui sont envoyés dans la période initiale éprouvent fréquemment des modifications heureuses et souvent ne tardent pas à recouvrer la raison. On a vu à Gheel quelques guérisons après deux ans, même après trois ans de traitement infructueux ailleurs. Là comme partout, les maniaques, les agités, en qui la séve vitale conserve toute son énergie, guérissent plus vite que les calmes, qui souvent tombent en démence et deviennent imbéciles. Les monomanes, surtout les monomanes religieux, guérissent rarement. On est un peu plus heureux avec les folies intermittentes. Les guérisons sont plus nombreuses dans les campagnes, où les fous travaillent, que dans la ville, où ils sont moins occupés. Il paraît constaté que le nombre des guérisons a diminué avec l'affaiblissement de la dévotion, et ce résultat n'étonne point la science, qui, sans intervenir dans la question religieuse, compte la foi parmi les plus puissants agents thérapeutiques.

A défaut d'un rétablissement complet, le séjour de Gheel détermine chez l'aliéné une amélioration d'ensemble qui constitue la plus douce manière d'être compatible avec le dérangement d'esprit. L'état morbide, réduit à sa plus simple expression, n'est plus qu'une simple altération de la conscience et de l'intelligence, navrante mutilation sans doute d'une âme humaine, mais qui n'exclut ni le bien-être matériel, ni un certain ordre de jouissances morales, dont quelques-unes sont délicates jusqu'au raffinement. Les tendances subversives sont atté-nuées, sinon tout à fait détruites. Une jeune fille enfermée durant une année dans un grand hospice y brisait tout ce qui lui tombait sous la main, et pour la contenir, les plus sévères contraintes étaient nécessaires. A Gheel, libre chez des paysans, elle ne casse rien que de petits morceaux de bois. Ne pouvant tout à fait vaincre une impulsion fatale qui la domine, elle comprend pourtant qu'elle est dans une famille qui mérite des égards, car, loin de l'opprimer, on lui permet d'obéir à ses mille besoins de mouvement et d'activité : aussi la jeune aliénée fait-elle à ses hôtes le moins de tort qu'elle peut. Ce trait résume à merveille le système curatif de Gheel, qui adoucit quand il ne guérit pas et procure mieux qu'aucun autre cet état d'innocuité passive, répondant assez bien au mot d'*innocence*, par lequel on désigne encore la folie dans le midi de la France. Au moyen âge, les maniaques étaient des possédés du démon ou des criminels ; de nos jours, ils sont ou des êtres dangereux ou des malades ; à Gheel, mieux qu'ailleurs, ils sont des *innocents*.

Et cette innocence s'élève, dans certaines circonstances, jusqu'à une bienfaisance sympathique et raisonnée. « Il y a toujours parmi les anciens aliénés des compatriotes ou des connaissances du nouveau venu. Les premiers se font les interprètes de leurs nouveaux compagnons d'infortune ; ils les initient au genre de vie que l'on mène à Gheel ; ils leur donnent des avis sur la conduite à tenir, leur indiquent ce que l'endroit offre d'intéressant, et contribuent ainsi à faciliter leur acclimatement (1). »

(1) Dr Bulckens, Rapport de 1856, page 30.

On doit s'attendre à ce qu'une existence à ce point douce et uniforme, à la fois paisible, occupée et distraite, atteigne fréquemment les limites extrêmes de la vie. En 1838, on comptait parmi les aliénés de Gheel 2 centenaires. Sur 25 décès en 1850, 10 étaient le résultat de la vieillesse : ces vieillards étaient dans le pays depuis 1803, c'est-à-dire depuis quarante-sept ans. La mortalité totale, à diverses époques, est ainsi établie : en 1839, 34 décès ; en 1845, 30 ; en 1855, 80 ; de 1856 à 1860, 64 en moyenne par an, sur environ 900 malades, soit un peu plus de 7 pour 100 (1). En France, elle a été pour les aliénés détenus dans les asiles : en 1852, de 12,96 pour 100 ; en 1853, de 14,20 pour 100 (2). Ce rapprochement fait justice de l'opinion assez répandue que les décès sont à Gheel plus nombreux proportionnellement qu'ailleurs.

(1) Voir la note B, à l'Appendice.
(2) Voir l'*Annuaire de l'Economie politique*, Guillaumin et Cie.

V

ORGANISATION MÉDICALE, ADMINISTRATIVE ET ÉCONOMIQUE.

Nous avons pu décrire l'existence entière de l'aliéné à Gheel sans presque nommer le médecin, tandis
qu'il est partout ailleurs le pivot des établissements
consacrés aux affections mentales : c'est qu'à Gheel
le principal rôle appartient au milieu où se déroulent les phases diverses de la maladie; le médecin
n'apparaît qu'au second plan. Longtemps même la
foi religieuse dédaigna tout traitement médical ; aujourd'hui un rôle est assigné à la science par les
réglements qui ont institué un service composé d'un
inspecteur, de quatre médecins et d'un chirurgien :
ils disposent de quatre pharmacies locales, et d'autant de gardes servant d'infirmiers. Ces médecins
sont établis à Gheel, et vivent ainsi au milieu de la

10

population confiée à leurs soins. Dans une familiarité de tous les jours ils apprennent, avec le nom et
la figure de leurs clients, leur état habituel, leurs
antécédents, leurs tendances. Ils connaissent également toutes les familles des nourriciers avec leur
caractère et leur conduite avec les pensionnaires, la
tenue de chaque maison, et ses avantages ou ses inconvénients. Ils n'ont pas au même degré que dans
les hospices charge des âmes et des corps des aliénés :
l'extrême modicité de leurs traitements et la nature
même de leur intervention, plus souvent amicale
qu'officielle, l'indiquent clairement. Cependant le
médecin visite fréquemment les malades de sa section ; en cas d'accident grave, il est appelé immédiatement ; en cas de guérison, il constate le résultat.
Des rapports trimestriels résument les faits et les
pronostics relatifs à chaque malade. Investis en
même temps d'un rôle administratif, ces médecins
spéciaux président à la distribution des nouveaux
venus dans les familles, ordonnent les déplacements
qui paraissent utiles, surveillent les logements et la
nourriture ; ils écoutent les plaintes respectives du
nourricier et de son pensionnaire, et y font droit
dans la mesure de leur pouvoir. A eux seuls il appartient de sanctionner ou de réprouver les mesures de
rigueur qui ont pu être prises au moment d'une crise.

La camisole de force et les entraves ne peuvent être maintenues sans leur autorisation. Avec une inépuisable et savante complaisance, ils se font les guides des familles et des visiteurs que l'affection ou la curiosité amènent à Gheel, s'associant ainsi d'une manière active, quoique indirecte, avec l'autorité de leurs titres et l'indépendance de leur position, à la gestion administrative de la colonie.

Dans les cas ordinaires, il suffit peut-être de cette tutelle bienveillante, aidée des ressources pharmaceutiques, qui ne manquent pas dans la localité, pour assurer à l'aliéné le traitement le plus convenable; mais dans les cas difficiles, qui appellent une action plus énergique et des soins particuliers et continus, le médecin constatait naguère avec douleur qu'il lui manquait une infirmerie qui fût à la fois le théâtre et l'instrument de ses combats contre le mal. Il ne pouvait méconnaître qu'un système qui se réduit le plus souvent à l'expectation hippocratique, même dans un milieu des plus favorables, suffit rarement pour rétablir l'équilibre des fonctions vitales, ébranlé par les causes actives qui précipitent la destruction de l'organisme.

En un mot, une infirmerie spéciale pour les aliénés manquait à Gheel, et c'était là un grief sérieux de la science et de l'humanité. Ce complément de la colonie, réclamé par les médecins les plus éclairés, promis par le réglement du 1ᵉʳ mai 1851, a été récemment accordé. A défaut de tout concours de la commune, le gouvernement belge a mis à la charge de l'Etat la dépense entière, plus de 150,000 francs. Tout en approuvant une création depuis longtemps sollicitée, nous ne trouverions pas tout à fait déplacées les répugnances du conseil communal et des habitants, si, comme ils le craignent, les cellules qui feront partie de l'infirmerie avaient pour objet de favoriser la suppression des entraves, en les remplaçant par l'emprisonnement. Nous comprenons la délicatesse de i'œil et de l'âme que froisse un cliquetis métallique et nous applaudissons d'avance à toute réforme qui les remplacera, dans les cas ordinaires, par de nouveaux et plus doux appareils. Mais une entrave quelconque, pourvu qu'elle ne blesse pas et ne fatigue guère, vaut infiniment mieux que des cellules, qui sont la confiscation bien plus dure de toute liberté, l'enchaînement du corps et de l'âme : elle équivaut à une demi-paralysie des membres, qui n'interdit la jouissance ni de la nature ni de la société, état bien préférable à une séquestration dans un tombeau. Tout scrupule contraire est une fausse délicatesse, une fausse philanthropie. Les doléances des médecins et des visiteurs sur les chaînes actuelles sont fondées eu égard à la perspective d'une entière liberté ; elles sont irréfléchies ou peu sincères si on compte les remplacer par l'incarcération, le vrai nom de tout confinement solitaire ou collectif.

Même dans les cas de fureur accidentelle la contrainte, momentanément imposée par le nourricier, est quelquefois un frein énergique plus propre que le cachot à apaiser la crise. Le malade se sent vaincu par une puissance supérieure qui met la main sur lui et le maîtrise : au bout de peu de temps la sérénité revient, maladive mais calme. Traînez violemment ce malheureux dans une prison, une terreur sans consolation s'emparera de son âme, et la crise aiguë deviendra chronique par cela même que l'irritation se prolongera comme la captivité.

La cellule de prison peut satisfaire à des administrateurs : c'est simple, facile, commode, nullement déplaisant pour les touristes ; mais hors des cas tout à fait exceptionnels elle serait justement condamnée par les vrais appréciateurs de Gheel, comme la négation même du principe de Gheel.

C'est par des bienfaits d'un tout autre ordre que l'infirmerie se recommande. Là seront provisoirement ment déposés les convois de nouveaux venus, pour y attendre, dans les conditions les plus propres à

10.

faire juger de leur état, leur placement définitif. Là
seront reçues les folies d'un caractère particulièrement dangereux, qui sont écartées de Gheel, telles que les monomanies incendiaires, homicides,
suicides ou érotiques, sujets de hautes études pour
la science : contre ces terribles écarts la surveillance et la contrainte pourront être exercées comme ailleurs, en même temps que le malade pro-
fitera, dans les périodes intermittentes, de quelques-uns des avantages de Gheel les plus propres à
consolider des améliorations toujours incertaines
dans un hospice muré. Là encore seront traitées, avec
une énergie proportionnelle à l'énergie du mal, les
crises aiguës, lesquelles offrent de nombreuses
chances de guérison. Avec une infirmerie munie de
tous les éléments d'une cure puissante, on n'atten-
dra plus que les ressources de l'art médical aient été
épuisées ailleurs; on y enverra les malades dès l'o-
rigine, et les soins donnés à propos procureront tout
le bien qui sera possible. Une création de ce genre
deviendra le centre d'améliorations qui profiteront
à toute la colonie : gymnastique, bassins de nata-
tion, bains tièdes, douches, seront mis à la disposi-
tion de tous les aliénés. Avec ces nouveaux avantages, Gheel deviendra l'Epidaure des aliénés, dont
les Esculapes sèmeront, autour d'eux par l'ensei-

gnement et la clinique, au loin par leurs journaux et leurs livres, les fruits de l'expérience acquise dans la plus complète école de maladies mentales qui se puisse imaginer. Une bibliothèque spéciale y deviendra la savante encyclopédie de toute une classe d'infortunes. A cette bienfaisante institution la population de Gheel fournira, parmi les femmes surtout, une pépinière d'infirmiers et de garde-malades admirablement préparés.

On entrevoit à peine jusqu'où peut aller le succès dans une telle voie. Serait-il téméraire d'espérer que le médecin, investi à Gheel d'une puissance thérapeutique supérieure à tout ce que le génie de l'humanité a jusqu'à ce jour réalisé, non-seulement prescrirait les remèdes avec plus d'efficacité, mais ordonnerait aux malades avec plus d'autorité de travailler à leur propre guérison? Il n'est pas impossible de faire comprendre à beaucoup d'entre eux que la société, tout en respectant leurs droits naturels, leur retire la jouissance d'une volonté maladive pour les dominer de toute sa science comme de toute sa charité, et qu'en conséquence ils doivent accepter les règles d'une discipline exceptionnelle. Plus d'une fois le malade, ainsi consulté, associé à sa propre guérison, viendra en aide au médecin, tandis qu'aujourd'hui l'on se bute contre le

refus obstiné de concours de la part de malheureux
qui se croient victimes de l'iniquité sociale, Mais
il faut pour cela que le médecin puisse croire à la
vertu souveraine de ses moyens d'action.

La maladie elle-même se révélera mieux sous
toutes ses faces, car l'histoire de la folie est pleine de
mystères qui ne sont pas assez éclairés. En voyant
quelquefois briller, au milieu de la plus forte crise
et des plus grands désordres extérieurs, des lueurs
soudaines de vive raison et de tendre sentiment,
qui semblent être la prérogative et comme le fruit
d'une existence pure et vertueuse, on s'assure que
le désordre mental n'atteint pas les plus intimes
profondeurs de l'âme : dans les derniers replis, il
reste comme un sanctuaire où les pensées et les
affections sont à l'abri de toute atteinte. De ce
fond inviolable, comme d'un nuage éclairé par le
soleil, se dégagent parfois un rayon de fine plaisanterie, un trait de bonté, une vision pénétrante, des
souvenirs lointains d'une étonnante précision. Ces
états particuliers, qui attestent la lutte intérieure
de la raison et de la folie, s'évanouissent bien vite
dans les hospices où les comprime une incarcération
continue, tandis que, dans une infirmerie dont les
soins se combineraient avec la vie libre du dehors,
chacun de ces heureux éclairs de bon sens trouve-

rait immédiatement les conditions les plus propres à le prolonger.

En accomplissant un tel progrès, la Belgique n'aura pas seulement répondu au vœu de la bienfaisance et de la science, à celui de ses concitoyens les plus éclairés : elle aura mis à l'abri de toute critique sérieuse une institution unique dans son genre, et qui mérite d'être considérée comme une des gloires de la patrie.

Si le progrès de l'ordre médical est le plus urgent et le plus essentiel à introduire à Gheel, il n'est pas le seul ; il y a aussi quelque chose à faire dans l'ordre administratif. L'administration générale de la colonie d'aliénés est confiée à une commission supérieure composée de trois éléments : 1° six hauts fonctionnaires de la province ; 2° les principales autorités locales ; 3° un comité local choisi parmi les habitants de Gheel. Cette commission délègue le pouvoir exécutif à un comité permanent de cinq personnes. C'est trop de monde pour diriger une institution qui doit se manifester par des mesures actives, telles que les ordres à donner, des mesures à prendre ! Tant de rouages ne peuvent que se mal engrener. On sait trop combien les commissions, qui sont des associations passagères, mobiles, impersonnelles, irresponsables, sont exposées à se relâcher de leur zèle primitif. Le gouvernail passe d'ordinaire aux mains d'un seul membre, dont le zèle est d'autant plus sujet à des écarts, que son action, se trouvant à la fois sans contrôle sérieux et sans responsabilité légale, peut n'être pas toujours désintéressée. A ces complications nous préférerions un directeur unique, investi de pouvoirs étendus, responsable devant le gouvernement, soumis dans une juste mesure au contrôle des comités de surveillance. L'administration simplifiée y gagnerait en activité et en utilité. La position du directeur serait à la hauteur de tout talent, de toute renommée, et pourrait sourire aux plus nobles ambitions. Qu'ailleurs l'administration soit séparée de la direction, c'est un précédent dont il n'y a rien à conclure contre Gheel, puisque l'équivalent de l'administration intérieure d'un asile est ici aux mains des familles. Dès lors la direction, débarrassée de tous les soins domestiques et matériels, doit prendre un caractère essentiellement médical.

A côté du directeur, un aumônier spécial est également réclamé; le règlement le promet, on l'attend. Ce prêtre ayant une haute mission à remplir, doit s'y vouer complétement, et dans aucun cas n'être astreint au service de la paroisse. Sa place est à l'infirmerie, dans les salles des malades

et dans les campagnes, pour prier, diriger et con-
soler. On ne manie pas ces âmes souffrantes sans
les blesser, à moins de beaucoup les connaître et de
beaucoup les aimer. Un prêtre, s'il ne s'est pas, et
par vocation et par devoir, consacré à ce genre d'infortunes, condescendra difficilement à tout ce qu'elles demandent de bonté patiente.

L'absence de tout secours spirituel pour les aliénés protestants peut s'opposer à l'envoi des malades appartenant à ce culte; il serait désirable et ne
serait peut-être pas difficile d'y pourvoir.

Quelques détails appellent encore l'attention. La
pension des indigents, annuellement réglée par le comité, a été en 1856 fixée à 65 centimes par jour pour
les malades propres, à 75 centimes pour les gâteux
et les épileptiques. Ce prix comprend toute l'existence matérielle : logement, nourriture, entretien
du vêtement et du linge. Les calculs faits en 1851
par la commission des hospices ont établi qu'il est
impossible de descendre au-dessous. Si quelque
part on se contente de 50 centimes, soit 180 fr. par
an, ce ne peut être qu'aux dépens du régime, et l'on
sait quelle fâcheuse influence une nourriture insuf-
fisante peut exercer sur le moral des malades. Ces
prix sont un minimum officiel et de rigueur. En
ajoutant un supplément annuel de 25 francs au

moins, on peut procurer au malade des conditions
de faveur chez les nourriciers, qui prennent alors
le nom spécial d'*hôtes*. Du reste, ce supplément est
illimité; on reçoit à Gheel des pensionnaires au
prix de 500 fr. et au-dessus, suivant le degré de
bien-être que l'on désire procurer. Les malades,
placés dans les bonnes familles bourgeoises, peuvent, outre une chambre très-convenable, obtenir
à chaque repas une nourriture plus délicate et préparée à part, où figurent le pain de froment, la
viande et même le vin, si le médecin en permet
l'usage. Au besoin, on attache un domestique à la
personne du malade. Sans atteindre jamais le niveau de ces établissements splendides où l'on paie
depuis 500 francs jusqu'à 2,000 et au delà de pension mensuelle, et où la philanthropie n'exclut pas
les calculs d'une spéculation industrielle, Gheel peut
offrir aux aliénés riches des conditions très-sorta-
bles de vie matérielle. On a récemment amélioré
le sort des nourriciers et des malades en établissant
dans les prix administratifs diverses catégories gra-
duées en proportion du mérite des familles et des
agréments de chaque habitation. Mieux qu'autrefois
une trop modique prime annuelle de 6 à 10 francs,
un tel classement excite le zèle des nourriciers. Des
récompenses honorifiques essayées depuis deux

ans, ont été aussi fort appréciées. Enfin des récompenses en nature, qui pourraient consister en quelques lopins de bruyères communales, paraîtraient une excellente méthode de rémunération.

Jusqu'en ces derniers temps, la modique indemnité annuelle dont nous avons parlé ne restait pas toujours intacte, car les frais de reprise des aliénés évadés retombaient à la charge des nourriciers, rigueur qui avait souvent pour conséquence l'emploi abusif des entraves. On y renonce désormais. Ces frais seront à la charge des communes ou de l'état; on y pourvoira par des allocations au budget, grossies des dons de la charité privée. Il semble qu'un premier versement de 8 ou 10 francs, une fois payé comme droit d'entrée, à titre d'assurance contre le risque d'évasion, ne soulèverait aucune objection et fournirait un premier fonds de quelque importance à la caisse philanthropique.

De nombreuses améliorations ont été introduites par le conseil de l'hospice de Bruxelles dans le service des 300 aliénés qu'il confie à la commune de Gheel : nées d'une longue expérience, elles doivent inspirer confiance. Le progrès principal a été l'adoption d'un vêtement convenable, qui rappelle celui des petits bourgeois. On a aussi substitué, on l'a vu, aux chaînes un peu lourdes d'autrefois des

11

chaînettes légères avec anneaux, pareilles aux bracelets des dames, qui ne causent aucune souffrance.
Toutefois le sentiment de dignité humaine qui a fait
supprimer les chaînes d'abord en France, à la voix
de Pinel, et successivement dans toute l'Europe,
ne se résigne pas sans quelque regret à ce reste de
violence matérielle, employée comme instrument
de simple surveillance préventive. On sent que les garanties de sécurité qui sont nécessaires, doivent être
telles que les personnes les plus intéressées au bon
traitement des malades n'y trouvent point à redire,
telles aussi que les meilleurs gardiens ne puissent se
dispenser d'y recourir. Or généralement ce sont les
plus mauvais nourriciers qui usent le plus volontiers
des chainettes. Dût-on signaler, dans ce scrupule,
quelque exagération, il faut se réjouir que le respect envers l'homme, même déchu et humilié, mais
non dégradé, proteste contre toute oppression corporelle qui rappelle, même de loin, d'anciennes et
odieuses violences.

Aussi le savant médecin que nous avons souvent souvent cité dans le cours de cette étude, réclame-
t-il une réforme plus complète. M. Parigot pense
que les chaînes pourraient devenir inutiles à la
condition de multiplier les prévenances, les consolations, la vigilance, sauf à recourir à propos au

caleçon ou à la camisole de force. A l'appui de
son opinion, il cite un fait curieux. Lorsque le
conseil général des hospices de Bruxelles ordonna,
sur sa demande, que les chaînes et freins grossiers fussent remplacés par des espèces de bracelets, tout le monde se récria à Gheel : les anneaux
étaient trop minces, la chaînette trop fragile. Chargé
de la mise à exécution, M. Parigot tint bon, et finit
par vaincre à peu près toutes les résistances. Quelques nourriciers cependant, poussant à bout l'esprit de contradiction, ne voulurent pas subir la réforme, et comme ils ne pouvaient conserver les anciennes chaînes, ils aimèrent mieux donner pleine
liberté à leurs prisonniers. Leur témérité réussit
au delà de tout espoir. Des maniaques supposés dangereux et enchaînés depuis longues années, une
fois affranchis de tout lien, devinrent et sont restés
parfaitement inoffensifs.

Ces observations, inspirées par le désir du mieux
plutôt que par la critique du bien déjà réalisé, ne
s'entendent pas des cas où les chaînes sont em-
ployées comme instrument curatif pour produire
sur certains furieux une réaction morale très-utile.
L'aliéné, dont la violence des idées le porte à croire
que rien ne peut lui résister, finit par comprendre,
nous le disions tout à l'heure, au moyen de ces

liens incommodes et invincibles, qu'il est sous la dé-
pendance d'une puissance supérieure; il se confesse
à lui-même sa faiblesse et finit par devenir maniable.

Ne pourrait-on quelquefois, à l'égard des malades qui peuvent payer des frais de surveillance, les
laisser courir un peu au loin au gré de leurs désirs,
en les faisant suivre à distance, et ne les ramener
au logis que lorsque la faim et les intempéries, su-
bies même pendant quelques jours, les auraient disposés à apprécier la providence d'un asile hospitalier ?

Quelque difficile que paraisse une innovation radicale, telle que l'abolition de toute chaîne, qui s'at-
taquerait à des habitudes séculaires, il est probable
qu'elle triompherait des résistances à Gheel comme
elle en a triomphé dans les établissements fermés,
et plus vite encore. Le naturel bon, charitable et
docile de la grande majorité des habitants permet-
trait même d'obtenir par les mœurs plus d'améliorations que des réglements ne peuvent en stipuler.
Si l'on faisait de l'abolition des entraves un objet
de noble émulation parmi les Gheelois, la réforme
s'accomplirait avec leur propre concours; ils s'ingé-
nieraient en expédients habiles pour se passer de
liens, et ils y réussiraient. Au surplus, il ne serait
pas interdit de faire appel à l'intérêt privé, soit en
instituant des primes d'une certaine importance

pour ceux qui renonceraient aux chaînettes, soit en les élevant d'une classe dans l'échelle des prix de pension, soit en rayant de la liste des nourriciers autorisés les plus récalcitrants. Pour beaucoup d'entre eux, le prix de la pension constitue le plus clair de leurs revenus, et quelquefois la base de leurs exploitations rurales. L'administration possède, dans cet intérêt même, un moyen puissant de faire écouter ses vœux et ses ordres.

C'est là une considération si intimement liée à la cause de la réforme, que nous omettrions un côté important de notre sujet, si nous négligions de montrer l'influence capitale de la colonie d'aliénés sur l'état économique de la commune de Gheel tout entière. Dans un pays de peu d'industrie et de peu de commerce, condamné à la pauvreté et, on peut le dire, à la misère par la nature d'un sol généralement très-médiocre, qui serait presque stérile sans beaucoup de travail et d'engrais, une telle institution est une bonne fortune inappréciable. Les aliénés continuent de nos jours l'œuvre à laquelle ont coopéré leurs prédécesseurs pendant un millier d'années; ils aident à bâtir les fermes, à défricher les bruyères, à creuser les canaux et fossés, à planter les arbres; ils prennent part à tous les travaux domestiques, horticoles et agricoles. Si aujourd'hui

11.

Gheel se distingue entre tous les centres de population de la Campine par le bon état de ses champs et de ses prés, de ses jardins et de ses vergers, la meilleure part de cette prospérité matérielle est due en partie aux bras des aliénés et en partie au prix de leur pension, si modeste qu'elle soit. Au prix moyen de 250 fr. par an, 800 pensionnaires versent annuellement 200,000 francs dans le pays. En tenant compte de quelque pensions notablement plus élevées en y ajoutant les dépenses que font certains malades avec leurs propres revenus, et en outre celles des médecins et parents, des administrateurs et des curieux, on ne peut évaluer à moins de 250,000 francs par an la dotation annuelle que les maladies mentales paient à Gheel. C'est assez pour constituer le capital de roulement de la commune. Il se répartit de première main entre la ville et la campagne, et se partage ici comme là entre propriétaires et fermiers.

Nous plaçant au point de vue économique, nous dirons qu'il y a dans la commune de Gheel, pour l'entretien des aliénés, quatre classes d'entrepreneurs : 1° *les nourriciers qui logent leurs pensionnaires dans leur propre maison.* Bien qu'il y ait là, comme partout, de riches et de pauvres propriétaires, on peut dire généralement que cet état répond à quelque aisance et garantit d'assez bons soins aux aliénés. Le jardin dépendant de la maison procure les légumes à un prix qui permet de ne pas regarder de trop près à la consommation.

2° *Les nourriciers qui sont simples locataires de maisons et de jardins.* On peut rapprocher de ceux-ci les propriétaires de maisons sans jardin, ou dont le jardin trop exigu réclame une location supplémentaire. Ici l'entreprise ressemble fort à une pure spéculation. Obligés d'acheter presque toutes leurs denrées au marché ou en boutique, les nourriciers de cette catégorie ne retirent guère de bénéfice de la pension : le temps perdu peut même devenir pour eux une charge onéreuse, à moins qu'une bonne chance ne leur ait donné un collaborateur du même métier, ce qui est rare. Ils tiennent pourtant beaucoup à avoir des pensionnaires, parce que la pension trimestrielle sert de garantie au bail consenti par le propriétaire, en même temps qu'aux avances faites par le marchand, et devient ainsi la base du crédit personnel. Dans ces maisons, l'aliéné court grand risque de n'être que médiocrement entretenu.

3° Viennent ensuite *les nourriciers propriétaires de fermes qu'ils font valoir avec les aliénés.* Ici l'avantage réciproque est manifeste. Pour peu que les récoltes de seigle et de pommes de terre aient réussi, l'aisance règne au logis ; les greniers, les silos sont remplis, les cheminées décorées d'énormes quartiers de lard et de jambon. En de telles conditions, l'aliéné n'est jamais une charge, et si par son travail personnel il vient en aide à la famille, il est accueilli comme un précieux auxiliaire, et non comme une bouche inutile.

4° Il y a enfin *les nourriciers simples fermiers dans les campagnes*. On trouve chez eux les mêmes sentiments et les mêmes avantages que chez les propriétaires, sauf la gêne qui peut résulter d'un loyer de terre assez élevé. Ce loyer se compose d'une prestation principale en céréales, qui représente la location des terres, et d'une seconde contribution (*woorlyf*) pour le loyer de la maison et du jardin, avec un lot plus ou moins étendu de prairies, contribution qui monte de 70 à 300 francs, suivant l'importance de la ferme. Enfin il faut y joindre des livraisons accessoires, des œufs, du beurre, et quelquefois des pommes de terre. Sous le coup de telles charges, pour peu que la ferme soit mal conduite, la terre médiocrement cultivée et fumée, les saisons peu favorables, le fermier est ruiné et obligé de vendre ses outils et ses bestiaux pour payer ses dettes. Ce malheur est imminent, si le fermier qui a compté sur la pension et le travail des aliénés

n'en obtient pas, s'il les perd par décès ou par guérison, ou bien encore si, au lieu de vigoureux
maniaques, il lui échoit des démens, des gâteux,
ou d'autres malades faibles ou indociles.

On voit comment la folie enfante la prospérité
financière du pays. Grâces aux revenus annuels en
argent et en travail qu'elle y verse, c'est à elle
principalement qu'est due la valeur de toute la propriété immobilière, celle des maisons dans les villes,
celle des fermes dans les campagnes, — valeur qui
se manifeste tant par le prix d'achat et de vente
que par les baux. Les maisons de Gheel, comprenant
le simple appartement d'un ménage, se louent de
80 à 120 francs par an. Une location supplémentaire
de terres, quand le jardin ne suffit pas, se paie de
110 à 120 francs par an. Le bail des terres voisines
des habitations de Gheel et des principaux villages
se fait sur le pied de 60 cent. à 1 fr. 20 cent. la
verge, ce qui représente 180 à 360 francs l'hectare (1), soit 5,000 à 10,000 francs de valeur en capital. Dans les campagnes, les terres de première
classe valent de 3,600 à 4,000 francs l'hectare,
celles de deuxième classe de 900 à 1200 francs,

(1) Il faut cent verges pour faire un journal, et trois journaux
pour faire un hectare.

celles de troisième de 800 à 1000 francs, et elles s'afferment en conséquence : l'hectare de terre inculte se vend communément de 150 à 200 fr. Par l'effet de la concurrence que se font les prétendants, concurrence dont le travail gratuit des aliénés est un des ressorts, le fermier, écrasé d'avance par la cherté des baux, ne peut trop souvent faire que de médiocres bénéfices, tandis que la propriété acquiert une plus-value croissante.

Par le concours de ces circonstances, la commune de Gheel se trouve tout entière élevée à un degré de prospérité que lui envie le reste de la Campine. Aussi le gouvernement belge, voulant y introduire des améliorations, n'est-il pas désarmé devant l'inertie ou le mauvais vouloir des habitants : il peut mettre en jeu leur propre intérêt.

VI

ÉTAT PRÉSENT ET AVENIR DE GHEEL.

De l'exposé que nous venons de faire, quelles conclusions nous reste-t-il à déduire tant sur le rôle présent de Gheel que sur son avenir? Et d'abord cette colonie d'aliénés produit-elle tout le bien dont elle possède au moins les germes?

Quelques esprits inclinent tellement à la négative, qu'ils déclarent Gheel destiné à une prochaine décadence, prélude d'une disparition complète. Ce fatal pronostic, quand une honteuse jalousie ne l'inspire pas, se déduit soit des imperfections et des abus que l'on prétend découvrir dans l'institution, soit de l'invasion progressive de la civilisation ambiante, qui en chasse peu à peu le meilleur caractère, à savoir le calme dans l'isolement. Cette conclusion désespérée doit être avant tout écartée. Les imperfections et les abus de Gheel, que nous

n'avons pas dissimulés, ne sont tant signalés que
parce qu'ils frappent à première vue en un lieu où
tout se passe au grand jour, tandis que dans les
hospices fermés des abus bien plus graves se cachent
derrière des voiles à peu près impénétrables. Quelques-uns des griefs imputés à Gheel sont d'ailleurs
imaginaires. Tel est l'aspect un peu pauvre de l'existence matérielle. Cette pauvreté, commune aux
paysans et aux aliénés, ne serait-elle pas plutôt un
titre d'honneur? Soigner fraternellement des infortunés qu'à raison de leur misère on repousse partout ailleurs, ou qu'on n'accueille qu'à titre de
prisonniers et de malades réglementaires, n'est-ce
pas une des plus rares et des plus touchantes appli-
cations du dévouement? Il est, au surplus, très-pro-
bable que les aliénés pauvres sont encore à prix égal
mieux logés et nourris, mieux couchés et vêtus
à Gheel que dans les refuges consacrés par la bienfaisance publique et privée aux mêmes infortunes.
Il reste donc à l'avantage de Gheel la vie de famille,
le grand air, le travail et la liberté. Ce qui laisse
encore à désirer tient si peu aux bases essentielles
de la colonie, que les établissements destinés aux
riches aliénés s'efforcent de reproduire les caractères constitutifs de Gheel, au moyen de beaux jardins, de vastes parcs, de relations amicales avec la

famille des directeurs. Ces avantages perdraient-ils leur efficacité en Belgique parce que l'application en est plus large, et que depuis dix siècles ils sont passés dans la foi, dans le sang, les mœurs, la conscience, les habitudes de toute une population ?

Le danger qui résulterait des progrès envahissants de la civilisation ne semble pas moins illusoire. Tout ce qui était à faire est fait à peu près, et n'a rien d'inquiétant. Le chemin de fer passe à Herenthals, à deux heures de Gheel ; le canal de l'Escaut à la Meuse est distant d'une lieue. La route de Herenthals à Diest n'ôte en rien au pays son caractère de solitude et de recueillement, et il faut suivre pendant trois quarts d'heure un embranchement dans le désert pour arriver à Gheel. Que par ces moyens de communication l'abord du chef-lieu soit devenu plus facile, c'est un avantage pour les familles, et ce n'est pas un dommage pour les aliénés, que récréent au contraire les inoffensives distractions de l'arrivée et du départ de la diligence.

Au lieu de pousser à la suppression de Gheel par d'injustes critiques, combien il serait plus sage d'aider à y introduire les réformes indiquées par l'expérience ! Elles sont peu nombreuses, trois à peine : l'achèvement de l'infirmerie qui réponde aux accidents graves ou imprévus, comme l'état actuel répond

aux situations ordinaires ; une diversion plus énergique à l'inertie et à l'oisiveté de ceux des aliénés
qui, par la faute de leur éducation antérieure, ré-
pugnent au travail manuel ; un niveau plus élevé de
comfortable pour les malades qui en ont l'habitude
et peuvent en payer la dépense. Avec ces trois améliorations, qui ne dépassent ni les bons désirs ni la
puissance d'une administration et d'une population, Gheel mettra ses bienfaits à l'abri de toute
critique. Nous ne parlons pas de son existence :
elle est si profondément enracinée, que, la colonie
fût-elle supprimée par mesure officielle, le lende-
main elle renaîtrait. La dévotion à sainte Dymphne
la ressusciterait spontanément, et les habitants de
Gheel, frappés dans leur fortune, menacés de
ruine, la ranimeraient de tous leurs efforts. Que
l'on se garde bien d'ailleurs de réserver Gheel pour
les incurables, ainsi qu'on l'a proposé ; un tel plan
est un contre-sens complet : il faudrait au contraire
y envoyer les malades dès les premiers troubles de
la raison, avant même, si on l'osait, aux premiers
indices. L'action d'un milieu salutaire, en devenant
plus immédiate, ne pourrait qu'être plus efficace.

Quand on reconnaît les avantages du système de
liberté, avec le travail et la vie au grand air, dont
Gheel, malgré ses imperfections est l'application la

plus complète qui existe, on est amené à rechercher s'il ne serait pas possible de créer, soit en Belgique, soit ailleurs, des instituts pareils, qui seraient des imitations et comme des succursales médicales de la colonie-mère. La question est du plus haut inté-. rêt, car si le système est bon, il convient de l'introduire partout, et Gheel suffit à peine à un cinquième des aliénés de la Belgique seule.

Dans la Campine, où les conditions matérielles sont à peu près les mêmes qu'à Gheel, où l'exemple de cette localité est partout connu, une fondation pareille ne semble pas impossible. Habitants et médecins consentiraient probablement à émigrer au dehors de la commune pour y réaliser le même bien de la même manière. A l'appui de cette idée, un plan de colonies agricoles a été proposé : elles consisteraient en de petites fermes de deux à six hectares à travers les landes, et suffiraient, comme l'expérience locale le prouve, à procurer un modeste bien-être à autant de familles d'ouvriers cultivateurs qui recevraient toutes des aliénés pensionnaires.

En pays lointain, l'imitation serait plus difficile, à raison du refus qu'opposeraient sans doute les natifs de Gheel à un déplacement. Leur confiance en eux-mêmes, ayant ses racines dans leur foi à

sainte Dymphne, et circonscrite à un certain territoire, diminuerait en raison directe de la distance.
Tout au moins se trouverait-il, nous en sommes
certain, des médecins disposés à entreprendre cette
œuvre de charitable propagande, et si aucun Gheelois ne voulait émigrer, ils auraient à dresser d'autres paysans à cette éducation toute nouvelle. On
trouverait l'emplacement de telles institutions dans
les lieux les plus analogues à la Campine, solitaires,
calmes, éloignés des rivières et des marais, d'un
aspect plus varié si c'était possible, sous un climat
tempéré plutôt qu'ardent, au milieu de populations
bonnes et simples, douces et religieuses. Entre autres provinces de la France, la Bretagne et l'Auver-
gne offriraient probablement, au sein de leurs vastes bruyères et de leurs pacages verdoyants, des
sites très-convenables pour de pareils asiles.

De telles créations sont difficiles, il n'y a pas à le
méconnaître, et nous concevons que des administrateurs hésitent devant une initiative qui serait
condamnée comme téméraire là où elle pourrait
échouer. L'appel doit venir des médecins eux-
mêmes ou des familles affligées de ce malheur, car
des établissements de ce genre reçoivent la vie bien
moins des réglements administratifs que du souffle
fécond de l'âme humaine qui s'y attache.

Nous aimerions encore à voir instituer un genre
de colonie intermédiaire, ayant, sauf les vœux, quelque analogie avec les communautés religieuses, où
les âmes qui souffrent, et qui se laissent accabler
sous le poids de leurs douleurs, prélude du prochain égarement de la raison, pourraient se grou-
per loin du monde, et retirer quelque soulagement
de la similitude des croyances et des sentiments.
En de tels asiles, les pratiques les plus exagérées
aux yeux du monde pourraient quelquefois raffer-
mir la santé ébranlée et la raison chancelante.

Un progrès, plus immédiatement réalisable, con-
sisterait dans l'établissement des maisons d'aliénés
dans les champs et non plus dans les villes. On nous
a montré, au centre du Zurich, une de ces maisons,
assise sur des terrains d'une valeur égale à celle
d'un vaste domaine. Assurément les malheureux
qui y sont enfermés se trouveraient beaucoup
mieux en pleine campagne, et il n'en coûterait
pas plus cher à la commune. Il en serait de même à peu près partout.

———

12.

VII

RÉSUMÉ. — RAPPROCHEMENTS HISTORIQUES.

Telle est la colonie d'aliénés dont nous voulions raconter et expliquer la singulière organisation.

Sous la forme la plus modeste, avec le succès le moins retentissant, cette institution réalise à un certain degré tous les progrès que les traditions de l'antiquité et de l'orient, d'accord avec les enseignements de la science moderne, consacrent comme la meilleure thérapeutique de la folie.

L'antiquité n'ignora pas entièrement cet art difficile.

Aux deux extrémités de l'Egypte, dans des temples dédiés à Saturne, des monomaniaques se rendaient en foule, et des prêtres y secondaient la guérison de ces malades par tous les moyens que l'hygiène peut suggérer. Ces sages institutions firent la gloire de ces prêtres. Jamais peut-être, dit Pinel, on n'a déployé pour un but plus louable toutes les ressources industrieuses des arts, les objets de pompe et de magnificence, les plaisirs des sens, l'ascendant puissant et les prestiges du culte.

Avec le christianisme l'aliénation inspira d'autres sentiments. Au lieu de couronner de fleurs les insensés comme des prophètes inspirés, on vit en eux des malades, victimes du pouvoir des mauvais esprits. Beaucoup d'entr'eux, frappés de terreur et humiliés, déchiraient leurs vêtements, s'enfonçaient dans les lieux solitaires, erraient sur les tombeaux, criant qu'ils étaient possédés du démon dont les délivraient de mystiques cérémonies au nom de la bonté divine : comme en Egypte les prêtres remplaçaient les médecins, avec de tout autres procédés, où le cœur se fondait en prières.

Le monde oriental et musulman mêle les croyances de l'Egypte à celles du christianisme. A l'état calme la folie est généralement regardée comme une maladie sacrée, don mystérieux de la divinité, et plus digne de respect et d'égards que de répugnance. Aussi les Arabes comme les Turcs se sentent-ils disposés envers elle à la plus aveugle indulgence. Tant que l'aliéné reste inoffensif ils le chérissent comme un favori d'Allah, le cachent dans le sein de leurs familles, l'entourent de soins, et souvent même d'une sorte de culte, ou bien on les laisse demander l'aumône sur les grands chemins (1). Au Maroc les santons jouissent des avantages et des honneurs de la plus superstitieuse vénération : deviennent-ils furieux, on pense que c'est un démon qui les agite et les possède ; on les respecte encore, tout en se mettant à l'abri de leurs fureurs.

Du reste les aliénations sont plus rares en Orient qu'en Europe pour diverses causes ; plus d'insouciance sur l'avenir, régime plus sobre, abstinence de liqueurs fermentées, dissémination de la population sur de vastes espaces, moindre fermentation des besoins, des idées et des passions : en un mot, civilisation plus calme.

Les temps modernes de l'Occident ne sont pas entièrement étrangers aux sympathies envers les insensés. Dans le midi de la France et ailleurs il n'est pas rare que les aliénés soient considérés

(1) Tel est le récit général ; on lit cependant dans le *Voyage du maréchal Marmont en Orient :* « Les maisons d'aliénés, enchaînés, battus, présentent à Constantinople un spectacle horrible ; il est sans exemple qu'un seul ait recouvré la raison ; et celui qui ne l'a perdue qu'imparfaitement doit y renoncer pour toujours. » Le docteur Nitzsch de Sachsemberg, dans un article sur la *Psychiatrie en Egypte* (*Allgemeine Zeitschrift für Psychiatric — erst Heft* 1837), dit aussi que les khalifes ont fait enfermer et enchaîner les aliénés. — Du temps de Léon l'Africain un asile pour les aliénés existait à Fez.

comme des êtres bienfaisants, visités de Dieu, bons génies de la famille, et l'on s'attache à leur personne par un affectueux respect.

Mais de tels exemples sont rares, et surtout n'ont jamais eu aucune influence sur le traitement médical des aliénés. Partout jusqu'à la fin du xviii⁰ siècle, quand la sûreté publique obligeait de les enfermer, ils étaient traités comme des êtres malfaisants, qu'il fallait dompter d'abord avec des chaînes ou le fouet, enfermer ensuite en des cellules grillées, derrière des verrous.

Pour la royauté seule ces cruelles rigueurs s'étaient adoucies. Lorsque Georges III, roi d'Angleterre, perdit la raison, Willis le traita dans des conditions de liberté, de grand air, de la vie en famille. Fidèles aux leçons paternelles, les fils de Willis reçoivent encore aujourd'hui à Greatford des aliénés qu'ils placent à demeure chez des particuliers. Mais le prix élevé de la pension qui est de deux livres sterling par semaine, sans compter les honoraires des médecins et autres accessoires fort coûteux en Angleterre, réduit ce bienfait aux privilégiés de l'aristocratie.

Cette éclatante expérience démontre au moins l'excellence de la distribution des aliénés, en très-petit nombre, dans des familles.

Sauf la magnificence des châteaux, des jardins
et des parcs qui éblouissent les visiteurs étrangers,
mais sur laquelle les malades sont bientôt blasés,
Gheel accorde aux plus pauvres le traitement royal
de Georges III, le traitement aristocratique de l'opulence anglaise : la liberté, la vie de famille, et le
travail en sus.

Nous avons dit que la philosophie, inspirant une
libérale audace, provoqua en France, vers la fin du
XVIII⁰ siècle, une généreuse réforme, au profit de
tous les aliénés, sans acception de rang et de fortune. Elle proclama l'inutilité, le danger même du
traitement fondé sur la contrainte. Pinel fut le
promoteur et l'apôtre persévérant de cette réforme
qui fut inaugurée à Bicêtre d'abord, puis étendue à la Salpêtrière et à Charenton. Voulant éle-
ver à la dignité de malades des infortunés qui jusqu'à lui étaient soit des criminels, soit des animaux féroces, il réalisa la moitié de son program-
me, en faisant de ses clients de simples détenus, surveillés et soignés avec intelligence.

Ses succès retentirent dans toute l'Europe, et
tous les établissements publics ou privés, consacrés
à la folie, se dépouillèrent l'un après l'autre du système d'oppression immédiate et de contrainte directe pour faire, dans la mesure de leurs ressources

en bâtiments et en terres, une part plus ou moins large à la liberté d'action et au travail. Défigurée sous le nom de *no. restreint*, cette règle est devenue en Angleterre tout un faux système, qui remplace par des cellules obscures et matelassées les dures rigueurs ; simple négation d'une mauvaise méthode, sans action directe sur la santé physique ou morale du malade. Dans quelques asiles, soit en France, soit en Allemagne, on a mieux tenté en ménageant une part d'influence à la famille adoptive, au foyer du directeur, et même aux sympathies de la famille naturelle par quelques rapprochements ménagés avec une bonté complaisante entre les malades et les parents ; mais ces dérogations au régime dominant ne peuvent être citées que comme des exceptions entourées de risques. Nulle part le droit commun n'est le sort des aliénés, comme à Gheel où chaque jour est jour de sortie, jour de promenade, où la campagne entière est ouverte au malade.

Il n'est pas, on le voit, un seul des principes et des sentiments qui ont fait, en cette matière, l'honneur de quelques temps, de quelques pays, de quelques hommes d'élite, qui ne reçoivent à Gheel une plus large application que partout ailleurs. La liberté y est moins réduite ; le travail plus régulier et plus attrayant ; la vie en famille adoptive plus complète; les sympathies y sont plus affectueuses, les garanties plus efficaces, la police plus facile, le contact mutuel des aliénés moins dangereux, la répugnance et les préjugés nuls.

Gheel est donc un type un peu rustique, il est vrai, mais presque complet de traitement rationnel où la liberté, le travail et les affections se combinent, pour le soulagement des âmes et des corps, avec les influences calmantes de la nature et les croyances consolantes. Il autorise l'esprit humain à condamner les murs, chaînes de pierre, qui ne pèsent guère moins sur les malheureuses victimes de la peur et de la méfiance, que les antiques chaînes de fer.

Cet humble bourg contient enfin, à l'adresse de toutes les consciences, une leçon, éloquente dans sa simplicité, de tendre dévouement envers nos frères les plus malheureux parce qu'ils sont les plus déchus. Il montre comment la charité peut devancer et compléter la science. Aussi, dût la critique regretter encore quelques lacunes qui se comblent de jour en jour, doit-il être beaucoup pardonné aux habitants de Gheel, parce qu'ils ont beaucoup aimé toute une portion de l'humanité souffrante que le monde dédaigne et repousse. La religion les bénit, la raison les justifie et le cœur les admire.

———

APPENDICE

APPENDICE

NOTE A

RENSEIGNEMENTS BIBLIOGRAPHIQUES SUR GHEEL.

ANDRÉE — (cité par Esquirol).

BIFFI. — *Memorie originali delle istituzioni per li alienati nel Belgio, del dottor Serafino Biffi, medico, direttore del privato manicomio presso San-Celso, in Milano.* (Le 1er mémoire a paru dans la *Gazetta medica Italiana* (Lombardia) nº 40, 2 octobre 1854 (*Serie terza*, tome V, *appendice psychiatrico*. Il est consacré à Gheel. — Le second se rapporte au docteur Guislain). In-4º.

N. B. Un extrait du précédent mémoire a été publié par le docteur D.....É (Dieudonné) dans le *Journal publié par la Société des sciences médicales de Bruxelles.*

13.

— *Reminiscencia d'un viaggio nel Belgio e nella Francia.*
Milano 1856.

BONNECOSA — (Dr Stéfani) *sullo Stato de Mentecatti et de-*
gni ospedali per i medesimi in varii paesi del l'Europa ;
Narrazione con osservazione critica, del Dr S. B. medico
primario allo R. manicomio di Torino.

BRIÈRE DE BOISMONT. — *Remarques sur quelques établisse-*
ments d'aliénés de la Belgique, de la Hollande et de l'An-
gleterre, 1846, in-8°, Paris.

— *Notice sur Gheel,* à propos de la brochure de M. Parigot.
(*Annales médico-psychologiques,* 1852).

BROWN. — Un article dans l'*Asylum Journal,* page 202,
avril 1858.

BUCKNILL. — Dans l'*Asylum Journal,* cahier d'avril 1858
et de janvier 1859.

BULCKENS. — *Rapport sur l'établissement d'aliénés de Gheel,*
par M. le D^r. B.., médecin-inspecteur. In-8°. Bruxelles, 1857.

COXE. — Articles sur Gheel et les établissements belges
dans *The daily Scotsman,* d'Edimbourg ; n° du 5 septembre 1857 (vol. 3, n°. 686) ; — n° du 11 septembre 1857
(vol. 3. n° 691) ; n° du 5 octobre 1857 (vol. 3 n° 711).

CRAYWINKEL, en 1658, (cité par le Dr Parigot).

CROCQ. — Voir PARIGOT.

DIEUDONNÉ. — *Un mot à propos de l'appréciation faite par*
quelques aliénistes de la Grande-Bretagne des avantages
que présente la colonie de Gheel dans le traitement des ma-

ladies mentales. (Extrait du Journal publié par la Société des sciences médicales et naturelles de Buxelles). In-8º.

Ed. Ducpétiaux. — *Rapport de la Commission chargée par le ministre de la justice de proposer un plan pour l'amélioration de la condition des aliénés en Belgique.* — *Enquête sur l'état actuel des maisons d'aliénés.* — (*Rédigé avec le concours des docteurs* Guislain et Bouquelle, 1842. 1 vol. petit in-folio, Bruxelles).

— *Premier et deuxième rapports de la Commission permanente d'inspection des établissements d'aliénés* (rédigés avec le concours de MM. les docteurs Guislain et Sauveur, 1853-1854. 2 vol. in-8º, Bruxelles).

— Troisième, quatrième et cinquième rapports annuels de la Commission d'inspection des établissements de bienfaisance.

— *Notice sur les établissements d'aliénés des Pays-Bas.*

Droste — (Auguste), conseiller de santé à Osnabrück. — *Bericht über Gheel* (Allgemeine Zeitschrift für psychiatric und psyschich gerichtliche medicin..... etc. von Damerard, 2e cahier, 1853.

— *Expositionen über Gheel.* Correspondcnz Blâtter der deutschen Gesellschaft für psychiatric und gerichtliche Psychologie, nº du 31 août 1856.

— *Gheel.* (Medicinische Æhrenlcsé, octobre 1856). Recueil publié par le Dʳ Droste.

— *Gheel.* (Hygea, populâr medicinische Zeitung vom Professor Dʳ Karsch von Munster, 1857).

— *Gheel, im Regierungsbirk Antwerpen* (*Deutsche Klinik,* n° 46, 1858. — 1re réponse au Dr Jessen).

— *Offener Brief an Hrn. Dr Willers Jessen.* — Voir ci-dessous *Jessen.* (Même recueil, janvier 1859).

— *Litteratur.* Observations sur le régime des aliénés en Belgique, à propos d'un livre de M. Ducpétiaux, intitulé : *Notice sur les établissements d'aliénés dans les Pays-Bas,* par le Dr Parigot. — Compte rendu (même recueil, janvier 1860).

— *Die Sequestration der Irren.* — Même recueil, février 1860.

DUVAL (Jules). — *Gheel, une colonie d'alienés.* (Revue des Deux-Mondes, 1er novembre 1857).

N. B. L'*Univers religieux* en a rendu compte dans son n° du 21 novembre 1857. Voir aussi JESSEN, de MUNDY et ROLLER.

ESQUIROL. — *Maladies mentales,* tome II. (Notice sur le village de Gheel.)

GALT. — Rapport sur l'établissement des aliénés de Williamsburg, en Virginie, dans l'Amérique du nord, pour 1857. — (Cité par Parigot). — Examen critique *par le Vierteljahrschrift für praktische Heilkunde* de Prague.

Die *Gartenlaube,* 1858, n° 27. *Das Paradies der Wahnsinnigen.*

GAZOT. — *Histoire ecclésiastique des Pays-Bas,* 1614.

GIFE. — (Cité par Parigot). Ouvrage publié par la Société littéraire de *Dageraed* de Turnhout.

GLOET (J.-J. de). — *Description géographique, historique et physique des Pays-Bas.* (Cité par Huerne de Pommeuse, v. ci-dessous)

GUISLAIN. — *Traité théorique et pratique des maladies mentales.*

— Annales de la Société de médecine de Gand, 1836.

N. B. Cet aliéniste renommé est décédé le 1er avril 1860.

HUERNE DE POMMEUSE. — *Des colonies agricoles et de leurs avantages.* In-12, 1832, Paris.

HERBOUVILLE. — *Statistique du département des Deux-Nèthes, 1804.*

L'Illustrate Zeitung, no 799 (23 octobre 1858). — Un article sur Gheel avec des images de l'église et de la croix de Sainte-Dymphne.

JESSEN (Willers) — *Eine Colonie von Geisteskranken* (deux articles dans le *Deutsche Klinik,* de Berlin, nos 19 et 20, 8 mai et 15 mai 1858), ayant trait surtout à l'article de M. Jules Duval.

N. B. Vigoureuse réplique par M. Droste, v. ci-dessus.

— Un mémoire sur les colonies d'aliénés et autres institutions pour la cure de la folie; *Allgemeine Zeitung für psychiatrie.....* 1859 (vol. XVI, p. 442), rédigé par le docteur Henri Lähr, publié à Berlin chez Hirschwald.

N. B. M. de Mundy a réfuté cet écrit avec autant d'énergie que de connaissance des faits; voir ci-dessous ce nom.

Journal d'agriculture des Pays-Bas (cité par Huerne de Pommeuse, v. ci-dessus).

Jouy. — *L'Hermite de la Chaussée d'Antin*, tome II. (La maison des fous, Gheel), Paris, 1813.

Kolk. Voir Schroeder.

Moniteur belge, 11 août 1858. Discours de MM. Ducpétiaux et Bulckens à la fête de la distribution des récompenses aux nourriciers. Nous les reproduisons note D.

Moreau, de Tours. — Lettres médicales sur la colonie d'aliénés de Gheel (Belgique), (publiées dans les *Annales médico-psychologiques*, n° de janvier 1845, et précédemment dans la *Revue indépendante*, année 1843, n° 8).

Mundy (de). — *De l'Institution des colonies d'aliénés, Gheel et ses adversaires* (dans le journal publié par la Société des sciences médicales et naturelles de Bruxelles, mai 1860). In-8°, Bruxelles.

M. le baron de Mundy, zélé psychiâtre autrichien, est allé, en 1860, s'installer à Gheel, pour y étudier sur place le régime des aliénés ; il consignera le résultat de ses recherches dans un livre scientifique, à la fois théorique et pratique.

Parigot. — *Thérapeutique naturelle de la folie.* — *L'air libre et la vie de famille dans la commune de Gheel*, in-8°, Bruxelles, 1852.

— *Zamenspraken in het vlaemsch en fransch tusschen en Kostgever en zyn Zinneloos kostmensch.* In-8°, Gheel. (Dialogues en français et en flamand.)

*— *Tableau analytique des maladies mentales,* in plano.
Gand, 1854.

* — *De la classification des différents genres de folie et du
móyen de les reconnaitre par les médecins et par les juris-
consultes.* (Extrait du *Journal publié par la Société des
sciences médicales et naturelles de Bruxelles.*) In-8º,
Bruxelles.

* — *Des diastréphies des instincts et de la volonté,* 1856.

— *Du traitement à air libre pour les maladies mentales.*
(Discours prononcé à la séance du 1ᵉʳ septembre 1856
de la Société des sciences médicales et naturelles de
Bruxelles.) In-8º, Bruxelles.

N. B. Au même écrit se trouve joint le discours prononcé par
M. le Dᴿ Crocq, dans la même séance.

* — *De l'hygiéne des sentiments.* (Extrait de la *Revue trimestrielle.*) In-12.

* — *De la civilisation et de ses rapports avec la cause et le
traitement de la folie en Europe.* In-8º, Bruxelles, 1857.

— *Observations sur le régime des aliénés en Belgique,* à
propos d'un livre de M. Ducpétiaux, intitulé : *Notice sur
les établissements d'aliénés dans les Pays-Bas.* — In-8º,
Bruxelles, 1859.

La *Revue trimestrielle* belge (nº du 1ᵉʳ juillet 1860) contiendra
une nouvelle étude sur Gheel, par le docteur Parigot.

* Écrits relatifs à l'aliénation en général.

PIERRE DE CAMBRAI. — Vie de sainte Dymphne, 1247.
(Cité par Bulckens.)

RAMON DE LA SAGRA. — *Voyage en Hollande et en Belgique.
Sainte Dymphne*, Anvers, 1837. (Cité par Jessen.)

ROLLER, — dans le journal *Allgemeine Zeitschrift für psychiatric*..... vol. 15, page 412, article relatif à celui de
M. Jules Duval. (V. ci-dessus). — M. Roller a écrit en
outre dans le même journal divers mémoires pour le
système du traitement à l'air libre.

STEIVENS. — Un article sur Gheel dans l'*Asylum journal*,
cahier d'avril 1858.

SCHROEDER VON DER KOLK. — Rapport officiel au gouvernement des Pays-Bas sur Gheel.

J. WEBSTER. — *Notes on Belgian lunatics asylums, inclu-
ding the insane colonie of Gheel. (Journal of psychological
medecine edited by Dr Forbes Winslow*, janvier 1857.)

N. B. Cet article a été commenté par M. Wynter dans la *Quar-
terly Rewiew*, avril 1857. Il a été apprécié par le Dr Dieudonné
(voir ci-dessus), qui a traduit en même temps un article du journal *The Lancet*, très-favorable à Gheel.

On consultera utilement sur des méthodes de traitement qui s'inspirent de quelques-uns des principes de Gheel.

Les *Annales médico-psychologiques*, 1849 ; *Notice sur le traitement de Willis*, à Greatford.

GIRARD DE CAILLEUX, médecin en chef, directeur de l'Asile d'aliénés d'Auxerre. — *De la possibilité de couvrir la sub-vention départementale*, dans les asiles départementaux. (*Annales médico-psychologiques*, 1854).

— *Du prix de journée des aliénés indigents et de la manière dont on doit l'établir*. (Ibidem, 1855.)

— *De la construction et de la direction des asiles d'aliénés*. (*Annales d'hygiène publique et de médecine légale.*)

— *Compte administratif, statistique et moral sur le service des aliénés du département de l'Yonne*. Paris, 1846.

JANET. — *Stephansfeld*. Des caractères et du traitement de la folie. (*Revue des Deux-Mondes*, 15 avril 1857.)

14

NOTE B

DOCUMENTS STATISTIQUES SUR GHEEL.

Nous devons à l'obligeance de M. le docteur Bulckens de pouvoir fournir, sur le mouvement statistique de la colonie des aliénés pendant les quatre dernières années, les informations les plus précises et les plus authentiques. En les rapprochant des documents consignés, tant par cet inspecteur dans son rapport pour l'année 1856, que par MM. Parigot et Ducpétiaux dans leurs écrits relatifs aux périodes antérieures, l'on possédera une suite de données suffisantes pour comparer Gheel aux autres établissements et en reconnaître la supériorité.

I. MOUVEMENT DE LA POPULATION GÉNÉRALE.

	1856	1857	1858	1859	Totaux
Présents au 1er janvier......	778	765	801	790	»
Admis dans l'année.........	127	152	127	121	527

Total des présents et entrés..	905	917	928	911	»
Sortis....................	140	116	138	111	505
Restant au 31 décembre....	765	801	790	800	»

La population générale de Gheel au 31 décembre 1859 était de 11,206 habitants, répartis en 1913 maisons, dont 618 agglomérées forment le village ou bourg de Gheel.

II. DÉTAIL DES ADMISSIONS.

	Hommes.	Femmes.	Total.
En 1856..........	72	55	127
— 1857..........	83	69	152
— 1858..........	79	48	127
— 1859..........	75	46	121
	309	218	527

Les 527 admissions se répartissent comme suit :

	Hommes.	Femmes.	Total.
Citadins......................	140	117	257
Campagnards...............	169	101	270
Pensionnaires..............	41	29	70
Indigents....................	268	189	457
D'une instruction supérieure..	13	6	19
— élémentaire.	153	95	248
Sans instruction.............	143	117	260
Célibataires.................	193	121	314
Mariés......................	95	61	156
Veufs......................	21	36	57

A) Age.

Moins de 10 ans............	1	»	1
De 10 à 20 —	20	4	24
— 20 — 30 —	62	32	94
— 30 — 40 —	84	49	133
— 40 — 50 —	67	54	121
— 50 — 60 —	46	34	80
— 60 — 70 —	22	23	45
— 70 — 80 —	6	18	24
— 80 — 90 —	1	4	5
	309	218	527

B) Durée de la maladie.

Depuis moins d'un an....	193
Depuis un à vingt ans...	334

C) Pronostic.

Favorables en proportion de..................	0.17,6 p. 100
Douteux.................	0.09,8 —
Fâcheux.................	0.72,6 —
Curables ou douteux.....	145
Incurables..............	382

D) Origine des maladies.

Causes morales.........	0.41 p. 100
Excès sensuels..........	0.09 —
Causes organiques.......	0.25 —
Hérédité...............	0.15 —

E) Forme morbide.

	Hommes.	Femmes.	Total.	P. 100
Mélancolie et ses associations.	37	30	67	0.13
Manie	120	101	221	0.42
Délire	15	9	24	0.05
Démence à divers degrés	85	59	144	0.34
Paralysie générale	27	6	33	0.06
Épilepsie	25	13	38	0.07
Totaux	309	218	527	

F) Issue.

Par terminaison heureuse.. 96
Par décès..... 93
Sortis pour causes diverses. 54
Restant en traitement..... 284

III. DÉTAIL DES SORTIES.

Cause des 505 sorties (V. tabl. I)

	Hommes.	Femmes.	Total.
Par guérison	49	51	100
Avec amélioration notable.	30	13	43
Sans guérison	25	19	44
Par évasion	11	7	18
Par sûreté publique	39	4	43
Par décès	125	132	257
	279	226	505

Parmi les **44** sortis sans guérison, quelques-uns ont été
retirés par leurs familles ou par l'administration tutrice,

14.

soit pour être conservés dans leurs foyers, soit pour rentrer dans un autre établissement; d'autres ont été rapatriés, d'autres retirés par mesure d'économie et des convenances de famille.

Sur les 18 évadés, un seul, monomaniaque disparu il y a trois ans, a jusqu'à ce jour échappé aux recherches. Les autres ont été gardés dans leurs familles ou internés dans un asile fermé.

Les 43 exclus pour cause de sûreté publique étaient dangereux par leurs penchants incendiaires, destructeurs, homicides, suicides, immoraux, ou d'une surveillance trop difficile par leurs instincts irrésistibles d'évasion; quelques-uns enfin indisciplinables. L'infirmerie permettra de retenir la plupart des malades de ces catégories. (*Lettre du docteur Bulckens à l'auteur.*)

IV. GUÉRISONS.

A). Rapport des terminaisons heureuses de la catégorie spéciale des admissions de 1856 à 1859 (Voir tableau II, lettre F).

96 terminaisons heureuses sur 527 admissions..... 0.18 p. 100
—   —   sur 145 curabl. ou douteux. 0.66 —

Sur 135 aliénés bruxellois, admis pendant ces quatre années, dont les deux tiers ont été reconnus dès le principe radicalement incurables, 35 sont déjà sortis guéris, soit :

35 guérisons sur 135 admissions.,.= 0.32.

C). Formes morbides observées dans les guérisons.

	Homm.	Femmes.	Total.
Manie.................	54	45	99
Mélancolie............	16	19	35
Délire.................	»	»	»
Démence commençante	7	2	9
	77	66	143

Les sujets guéris étaient âgés de 20 à 50 ans.

V. DÉCÈS.

A). Nombre.

En 1856 : 63 décès sur 905 malades; soit 0.07   p. 100
— 1857 : 51   —   917   —   — 0.05,5   —
— 1858 : 70   —   928   —   — 0.07,5   —
— 1859 : 73   —   911   —   — 0.08   —
    257

B). Formes morbides

Mélancolie.........	14	0.06 p. 100
Manie.............	83	0.32 —
Démence.........,	84 }	
Paralysie générale..	45 }	0.50 —
Epilepsie..........	31	0.12 —
	257	

C) Siége des maladies.

Maladies cérébrales; proportion de... 0.42.4 p. 100

—   thoraciques.................. 0.27.0 —
—   abdominales................ 0.11.6 —
—   générales et externes....... 0.19 —

D). Age.

Les individus de 40 à 70 ans ont contribué le plus à former les chiffres des décès.

VI. CLASSEMENT DE LA POPULATION MALADE.

Les 800 malades restant au 31 décembre 1859 se classaient ainsi qu'il suit :

	Hommes.	Femmes.	Total.
Indigènes (Belges)..	343	333	676
Hollandais........	36	35	71
Français..........	5	4	9
Anglais...........	4	»	4
Allemands........	2	1	3
Patrie inconnue...	19	18	37
	409	391	800
Pensionnaires.....	64	38	102
Indigents.........	345	353	698
Célibataires.......	325	244	569
Mariés...........	84	147	231
Citadins.........	193	212	405
Campagnards.. ..	216	179	395
Instruits.........	242	184	426
Non-instruits.....	167	207	374
Curables.........	80	64	144
Incurables........	329	327	656

	Hommes.	Femmes.	Total.
Tranquilles	332	310	642
Agités............	77	81	158
Libres............	363	369	732
Coercés..........	46	22	68
Occupés..........	232	283	515
Oisifs............	177	108	285
Propres	258	303	561
Gâteux..........	151	88	239
Catholiques.......	392	387	779
Protestants........	17	4	21

Plus de 300 aliénés assistent aux offices divins les dimanches et jours de fêtes.

VII. DÉTAIL DES OCCUPATIONS.

Les 515 aliénés qui travaillent sont appliqués :

	Hommes.	Femmes.	Total.
Aux travaux agricoles..	130	36	166
Au ménage..........	58	176	234
A la garde d'enfants....	7	14	21
A la couture..........	»	25	25
A la dentelle..........	»	3	3
A la broderie..........	»	5	5
Au tricot............	»	17	17
A la filature..........	»	5	5
A reporter.....	195	281	476

	Hommes.	Femmes.	Total.
Report........	195	281	476
Professions diverses.			
Tailleurs.............	6	»	6
Cordonniers...........	5	»	5
Menuisiers–ébénistes...:	6	»	6
Maréchaux-ferrants....	2	»	2
Cordiers.............	2	1	3
Sabotiers............	2	»	2
Peintres.............	2	»	2
Commissionnaires.....	5	1	6
Oiseleurs-pêcheurs.....	6	»	6
Herboriste...........	1	»	1
	232	283	515

On remarquera ce détail bien caractéristique de 21
aliénés employés en toute confiance à la garde des enfants.

VIII. DÉTAIL DES COERCITIONS.

Sur 800 malades il y en a 68 de *coercés*, soit : 0.08
51 portent des entraves aux chevilles.
12   —   ceinture en cuir autour du corps.
3   —   ceinture autour du corps et entraves aux chevilles.
2   —   camisole de force.

Rappelons que les entraves se composent simplement
d'un anneau autour de la cheville, confortablement rem-
bourré, et d'une chaînette d'un léger volume ; en cela
rien ne rappelle les lourdes et rudes chaines, honteux
stigmates des anciens hospices d'aliénés.

IX. NOURRICIERS.

Il y en a **617** sur **1913** maisons de la commune.

```
De 1re classe : pension de 500 fr. à 1,000 fr. et au-dessus   42
—  2e    —        —         300 fr. à   500 fr.      —        118
—  3e    —        —         250 fr. à   300 fr.      —        317
—  4e    —        —         238 fr. à   267 fr.      —        140
                                        Total en 1859......   617
```

```
280 nourriciers ont une  chambre pour aliéné.
297      —        deux    —            —
 32      —        trois   —            —
  8      —        quatre  —            —
___
617
```

Deux cents malades, dont moitié appartenant à la classe
aisée, résident à Gheel même : le reste est distribué dans
sept hameaux, en pleine campagne.

X. ACCIDENTS.

Pendant les quatre dernières années (1856-1859), on n'a
eu à regretter qu'un seul cas de grossesse, chez une sourde-
muette.

Il n'a été constaté ni assassinat, ni incendie, ni agres-
sion violente de quelque gravité.

Il y a eu deux suicides en 1859, par strangulation, chez des femmes mélancoliques suicides.

XI. RENSEIGNEMENTS GÉNÉRAUX SUR LA BELGIQUE.

Population générale de la Belgique. Au 31 décembre 1858 : 4,623,197 habitants.

Population spéciale d'aliénés : 2,240 hommes; 2,268 femmes; total : 4,508, répartis en 51 établissements.

	Hommes.	Femmes.	Total.
Belges...............	2,074	2,039	4,113
Hollandais.........	64	68	132
Français..........	38	75	113
Anglais............	18	34	52
Allemands........ .	9	27	36
Origine inconnue...	37	25	62
	2,240	2,268	4,508

Sur le nombre total on comptait 1313 pensionnaires, 3195 indigents.

Gheel reçoit 8 à 900 aliénés; soit le cinquième environ.

NOTE C

SUR L'INFIRMERIE DE GHEEL.

L'infirmerie construite à dix minutes de l'agglomération de Gheel, à proximité des hameaux peuplés par les malades, contient :

1º 4 *cellules d'isolement* (chacune pour un malade). Elles sont destinées aux furieux, aux aliénés dangereux, à ceux qui se trouveront momentanément en proie à une exaltation maniaque ;

2º 14 *chambres d'observation* destinées à la quarantaine des malades entrants ;

3º 2 *salles*, chacune de 5 lits pour les malades malpropres et atteints d'infirmités graves, et qui ne peuvent être convenablement soignés chez leurs nourriciers.

4º 6 *salles*, dont 2 à 5 lits, 2 à 3 lits et 2 à 2 lits, destinées aux malades atteints de maladies contagieuses, ou d'affections qui réclament des soins spéciaux.

5º 6 *salles de bains.*

Tout autour de ces divisions sont disposées des salles spacieuses et aérées.

Nous avons vu des amis de Gheel éprouver quelques inquiétudes de toutes ces salles et cellules qui introduisent au sein de la colonie le germe des institutions officielles. Le médecin, en possession d'un instrument d'expérience et de domination, ne sera-t-il pas tenté d'y recourir sans une absolue nécessité ? Le nourricier, importuné d'un malade difficile à mener, déploiera-t-il la même patience, les mêmes expédients pour s'en rendre maître, lorsqu'il pourra s'en débarrasser au moyen de l'infirmerie ? L'esprit public même et les administrateurs ne seront-ils pas induits à considérer l'infirmerie, comme la véritable institution, comme la principale, et le traitement à domicile par la liberté et le travail comme l'exception, une regrettable tolérance ? Ne surviendra-t-il pas un jour quelque réformateur téméraire, quelque élève ou admirateur fanatique des établissements fermés, dédaigneux de la foi et de la science naïves des Gheelois, qui se scandalisera de la liberté et de la dévotion des malades, et y voudra mettre fin ?

Puisse la sagesse belge démentir ces prévisions!

NOTE D

DISTRIBUTION DE RÉCOMPENSES AUX NOURRICIERS
DE LA COLONIE D'ALIÉNÉS DE GHEEL.

Nous empruntons au *Moniteur belge* (n° du 18 août 1858) le récit d'une intéressante solennité qui a eu lieu à Gheel, et rétablissons la traduction du discours flamand de M. le docteur Bulckens qui n'avait pu trouver place dans le journal officiel.

———

Jeudi dernier a eu lieu, à Gheel, la distribution des récompenses aux nourriciers les plus méritants pour les soins qu'ils donnent aux aliénés qui leur sont confiés.

Dès le matin, le village de Gheel avait pris un air de fête. A neuf heures, toutes les autorités civiles et ecclésiastiques étaient réunies à l'hôtel communal.

Le gouverneur, retenu à Anvers par suite de la catastrophe de la Bourse, avait délégué, pour le représenter, un membre de la députation permanente, M. Heylen ; M. Ducpétiaux, inspecteur général des prisons et des établissements de bienfaisance, et M. Oudart, secrétaire

de la commission permanente d'inspection, furent reçus
et complimentés par M. Moortgat, bourgmestre.

Les autorités se formèrent en cortége et, précédées de
l'Harmonie qui exécutait des morceaux de musique, elles
se rendirent au local de l'école centrale, où devait avoir
lieu la cérémonie. Tous les notables de Gheel, une élé-
gante et nombreuse société de dames et un nombre considérable de nourriciers y étaient réunis.

M. le délégué du gouverneur ouvrit la séance par un
discours dans lequel il exprima les regrets que ce haut
fonctionnaire éprouvait de ne pouvoir venir présider la
fête ; il assura les habitants du dévouement et surtout de
l'attachement que M. le gouverneur porte à l'établissement de Gheel.

M. Moortgat, bourgmestre de Gheel, prononça ensuite
un discours, dans lequel il retraça l'histoire de la colonie,
ses differentes phases, le bien-être dont les aliénés y
jouissent, les soins dont ils y sont entourés ; il signala
surtout les améliorations dont l'établissement est encore
susceptible et qui ne tarderont pas à se réaliser.

Après ce discours, accueilli par de vifs applaudisse-
ments, on procéda à la distribution des récompenses, au
nombre de 64; elles consistaient en de beaux diplômes,
dont le dessin allégorique avait été fait par M. Fran-
çois de Backer, de Gheel, artiste peintre à Anvers, et en
rémunérations pécuniaires ; elles furent décernées à tour
de rôle par les membres du bureau. Cette distribution
offrit un spectacle intéressant; toutes ces bonnes et sai-
nes figures campinoises, encadrées dans leur bonnet
original, exprimaient le contentement, le bonheur de

pouvoir venir recevoir, en public, un témoignage de leurs
œuvres de dévouement et d'humanité ; œuvres le plus
souvent pratiquées sans ostentation et au prix de sacri-
fices personnels.

Un enthousiasme généralement partagé, des bravos,
des morceaux de musique venaient ajouter à l'intérêt et
à l'animation de cette fête.

Après la distribution des récompenses, M. Bulckens,
médecin inspecteur de l'établissement, s'exprima en ces
termes :

« MESSIEURS,

» La solennité à laquelle nous venons d'assister a un caractère charitable et philanthropique. — Décerner des
récompenses pour de bonnes œuvres est très-louable ;
mais rien n'est plus cher, rien ne peut être plus touchant,
comme nous venons de le constater, que de récompenser
des œuvres qui ont pour objet le soulagement et le bien-
être de la classe la plus malheureuse de l'espèce humaine.

» Depuis longtemps nous aspirions à voir paraître ce
jour, parce que nous avions le sentiment et l'assurance
qu'il devait produire un bon résultat.

» Si un incident regrettable nous prive de la présidence
de M. le gouverneur d'Anvers, nous sommes honorés par
la présence de l'infatigable défenseur de tout ce qui
se rapporte à la bienfaisance dans notre pays, M. Ducpétiaux, inspecteur général des établissements de bienfaisance.

» Nous remercions de cœur les honorables magistrats

15.

et fonctionnaires qui sont venus relever les splendeurs de cette fête de famille.

» Nous remercions le nombreux et l'estimable public qui, en assistant à cette solennité, a voulu donner un témoignage public d'approbation ; il a aussi voulu encourager la pratique de la plus belle des vertus.

» La charité, que nos nourriciers en général pratiquent avec désintéressement et sans ostentation, procède du sentiment le plus cher, le plus noble du cœur : elle est le produit d'une vraie pitié, d'un besoin irrésistible de faire le bien à son prochain.

» Aussi, ne'pouvons-nous faire assez les éloges que nos nourriciers méritent pour les soins précieux et entendus qu'ils prodiguent aux infortunés aliénés qui leur sont confiés,

» Si le nombre des récompenses à décerner est limité, si tous les nourriciers méritants n'ont pu être proclamés, qu'ils se persuadent que des œuvres de charité peuvent bien rester ignorées, mais ne restent jamais sans récompense. Tôt ou tard les bonnes œuvres seront toujours estimées et récompensées d'après le mérite.

» Nous engageons aussi bien les nourriciers proclamés que ceux qui n'ont pas reçu de distinction, à persévérer dans leurs bons soins, et à se rendre de plus en plus dignes des faveurs dont ils jouissent et de celles qui dans la suite pourraient leur être accordées.

» Que chaque nourricier, que chaque habitant de Gheel se persuade, que pour rendre l'établissement de Gheel plus important, une bonne entente et une inspiration commune et persévérante est nécessaire.

» L'œil est fixé sur Gheel : des écrivains éminents s'en

occupent ; beaucoup de savants et d'hommes de grand mérite viennent visiter Gheel ; tous admirent le spectacle original et touchant que notre colonie offre et qu'on cherche en vain ailleurs.

» Souvent des hommes méritants et compétents nous ont exprimé sur Gheel l'opinion la plus favorable : souvent ils nous ont assuré que, si les réformes projetées sont mises à exécution, Gheel doit devenir l'établissement d'aliénés le plus important.

» En effet, l'appui du gouvernement et particulièrement la diligente coopération de notre honorable et dévoué inspecteur général, M. Ducpétiaux, ne nous manquera pas. — A cet effet, la coopération de l'estimable bourgmestre de Gheel et des honorables membres du comité permanent nous est assurée. — Il ne sera d'autre part rien négligé pour tout ce qui concerne le service médical.

» Mais comme les œuvres les plus utiles et les plus belles rencontrent souvent le plus de difficulté pour être mises à exécution ; que ces œuvres rencontrent souvent des adversaires, qui, dans leur opposition, n'emploient pas toujours des moyens loyaux, de même notre établissement subit ce sort.

» Cependant nous avons foi dans notre bonne cause ; nous nous appuyons sur les sentiments de charité des habitants de Gheel ; nous faisons un appel à tous ceux qui prennent à cœur les intérêts de la commune ; nous les prions, au nom de ceux dont le triste sort nous est confié, de vouloir prêter une main bienveillante à l'organisation actuelle de l'établissement, à l'effet de justifier l'antique Gheel et de répandre de plus en plus sa renommée. »

Enfin, M. Ducpétiaux clôtura la séance par une improvisation touchante. Dans des paroles, dites avec l'accent du cœur, il remercia, au nom du gouvernement, l'administration de l'établissement, il remercia les nourriciers, les habitants de Gheel du concours que tous donnent à l'accomplissement d'une œuvre aussi digne que méritoire. « On propose, dit-il, dans divers pays d'ériger des établissements à l'instar de la colonie de Gheel ; mais pour imiter cet exemple, il faut quelque chose de plus que le désir, la volonté et le zèle ; il faudrait en outre pouvoir compter sur l'intelligence pratique, sur l'éducation spéciale, sur la douceur unie à la fermeté, sur l'infatigable charité des hôtes chez lesquels on placerait les aliénés. C'est là un fait de tradition séculaire qui ne peut s'improviser en quelque sorte et qui exige le concours de circonstances et de qualités bien difficiles à réunir. Ce serait en tous cas un honneur pour Gheel d'inspirer ces tentatives, et c'est un motif de plus pour perfectionner de plus en plus une institution à laquelle les hommes les plus compétents, les médecins les plus distingués rendent hommage. L'assistance du gouvernement ne manquera pas à cet effet.

» Sous peu, une lacune importante sera remplie, par l'érection d'une infirmerie, qui assurera les soins que les aliénés infirmes peuvent réclamer et qui permettra d'appliquer à l'établissement le traitement rationnel que commandent certaines affections. »

Cette allocution, prononcée avec un sentiment profond de conviction, produisit sur l'auditoire un enthousiasme difficile à décrire. Tout le monde se disait heureux, con-

tent d'avoir assisté à une fête si intéressante et d'avoir en-
tendu des paroles aussi rassurantes pour l'avenir de la
colonie.

Après la cérémonie, le cortége fut reconduit dans le
même ordre à l'hôtel communal.

MM. Ducpétiaux et Oudard, accompagnés de M. Moortgat, bourgmestre, Paulis, membre du comité permanent,
Bulckens, médecin-inspecteur, et Verelst, secrétaire de
l'établissement, firent une inspection de l'infirmerie provisoire et d'un grand nombre de maisons de nourriciers ;
ils exprimèrent à diverses reprises leur satisfaction pour
toutes les améliorations introduites dans les différentes
branches de l'administration de l'établissement.

L'arrangement et la propreté des logements, l'abon-
dance et la bonne nourriture, le contentement des pensionnaires, sont des faits constatés qui n'admettent que
de rares exceptions. Les chaînes et les entraves grossières ont partout disparu pour faire place à des moyens plus
humains et aussi plus efficaces. Le *no restraint* fait journellement des progrès ; les aliénés jouissent généralement
de la plus grande liberté. Les évasions sont peu fréquentes. La proportion des guérisons augmente. Tout annonce
enfin l'époque où la colonie de Ghœl réunira à la fois les
avantages d'un régime convenable de traitement à ceux
du régime de la famille et de la liberté.

NOTE E

RÉGLEMENTS.

(1ᵉʳ Mai 1851).

RÉGLEMENT SPÉCIAL POUR L'ORGANISATION DE L'ÉTABLISSEMENT
D'ALIÉNÉS DE GHEEL (1),

En application de l'art. 6 de la loi du 18 juin 1850.

I. — De l'inspection et de la surveillance des aliénés.

§ Iᵉʳ. *Commission supérieure.*

Art. 1ᵉʳ. L'inspection et la surveillance des aliénés placés dans la commune de Gheel sont confiées à une commission supérieure composée :

1º Du gouverneur de la province ou de son délégué, président; — 2º du procureur du roi près le tribunal de première instance de Turnhout; — 3º du commissaire de

(1) Voir la note F sur ce titre inexact d'*Etablissement.*

l'arrondissement de Turnhout ; — 4° d'un médecin désigné par le gouvernement ; — 5° du bourgmestre de la commune, ou, en cas d'empêchement, de l'un des échevins ; — 6° du curé-doyen de Gheel ; — 7° de deux à quatre membres, proposés par la députation permanente du conseil provincial, choisis parmi les habitants de la commune de Gheel ou des environs, et nommés par le Ministre de la justice.

Art. 2. Les membres du comité mentionnés au numéro 7 de l'article qui précède, sont renouvelés par moitié tous les deux ans.

L'ordre de la première sortie est déterminé par un tirage au sort. — Le membre nommé en remplacement d'un autre achève le temps de celui qu'il remplace. — Les membres sortants peuvent être renommés.

Art. 3. Il est adjoint au comité un secrétaire nommé par le Ministre de la justice qui fixe aussi son traitement.

Art. 4. Le président ou son délégué fait les convocations, fixe le jour, l'heure et le local des séances. En cas d'empêchement, il désigne le membre chargé de le remplacer. Il a voix prépondérante en cas de partage.

Art. 5. Le secrétaire est chargé de la tenue des procès-verbaux, des écritures en général et de la garde des archives. Il exerce les attributions confiées et remplit les obligations qui sont imposées aux directeurs des établissements d'aliénés par la loi et les réglements. — Il est tenu de résider dans la commune. — Il peut lui être adjoint un employé spécialement chargé des écritures.

Art. 6. Le comité correspond avec le Ministre de la justice par l'intermédiaire du gouverneur de la province,

La correspondance est signée par le président cu son délégué et le secrétaire.

Art. 7. Les administrations des communes ou des hospices ayant au moins 25 aliénés à Gheel peuvent se faire représenter par un délégué aux réunions de la commission. Les délégués n'ont que voix consultative.

Art. 8. La commission s'assemble au moins une fois tous les six mois dans la commune de Gheel et y fait une inspection générale du service des aliénés dans toutes ses branches et dans tous ses détails.

Art. 9. Les attributions qui lui sont dévolues et les devoirs qu'elle a à remplir sont les mêmes que ceux qui sont mentionnés aux art. 68, 70, 71, 72 et 74 du chapitre XI (*Des comités d'inspection*) du réglement général sur le régime des aliénés, approuvé par arrêté royal du 1er mai 1851.

§ 2. *Comité permanent.*

Art. 10. La commission supérieure nomme chaque année, dans son sein ou en dehors de ses membres, un comité permanent de cinq personnes résidant dans la commune de Gheel ou dans les communes voisines. — Ce comité est présidé par l'un des membres de la commission supérieure désigné par celle-ci. — Il veille à l'exécution des lois, arrêtés et réglements concernant les aliénés placés dans la commune, arrête les déplacements, et se conforme en tous cas aux instructions que peut lui donner la commission supérieure. — Il est spécialement chargé de faire les placements, de recevoir et de payer les pensions des aliénés pour lesquels il n'existerait pas de commission spéciale, de veiller aux intérêts de ces aliénés et de surveiller leurs nourriciers.

Art. 11. Le secrétaire de la commission supérieure remplit les mêmes fonctions près du comité permanent.

§ 3. *Dispositions communes à la commission supérieure et au comité permanent.*

Art. 12. Les frais de route et de séjour des membres et du secrétaire de la commission supérieure et du comité permanent leur sont remboursés au taux fixé par l'arrêté royal du 15 mai 1849 pour la quatrième classe.

Ces frais, de même que le traitement du secrétaire et celui de l'employé qui peut lui être adjoint, sont imputés sur l'allocation portée annuellement au budget du département de la justice pour les établissements d'aliénés.

II. — Du service hygiénique et médical des aliénés.

Art. 13. La commune de Gheel et les hameaux qui en dépendent sont, quant au service hygiénique et médical, divisés en trois sections (1).

Art. 14. Il est nommé par la commission supérieure un médecin pour chaque section, sauf l'approbation de la députation permanente, aux termes du n° 4 de l'art. 1er de la loi du 18 juin 1850.

(1) Depuis lors le nombre des sections a été porté à quatre.

Art. 15. Un médecin inspecteur, nommé par le Ministre de la justice, préside à l'ensemble du service hygiénique et médical des aliénés dans la commune.

Art. 16. Le médecin inspecteur est spécialement chargé du contrôle des visites, de la rédaction des rapports médicaux et du service de l'infirmerie dont il est fait mention à l'art. 20 ci-après. Il peut réclamer pour ce dernier service le concours des médecins de section chaque fois qu'il le juge nécessaire. — Il certifie les guérisons constatées aux termes de l'art. 13 de la loi du 18 juin 1850. — A défaut de constatation des guérisions par les médecins de section, le médecin inspecteur les constate d'office.

Art. 17. Les médecins de sections visitent, au moins une fois par semaine, les aliénés placés dans leurs circonscriptions respectives. Ils visitent en outre, aussi fréquemment que de besoin, ceux de ces aliénés qui exigent des soins spéciaux, ainsi que ceux qui peuvent être atteints de maladies. — Ils se rendent immédiatement auprès des aliénés à la demande des nourriciers qui réclament leur assistance, ou sur l'invitation du comité permanent, du secrétaire ou du médecin inspecteur. — En cas d'urgence, d'absence ou d'empêchement de l'un des médecins de section, ses collègues sont tenus de le remplacer et de donner leurs soins aux aliénés placés hors des sections qui leur sont respectivement assignées.

Art. 18. Chaque médecin de section adresse tous les trois mois, au médecin inspecteur, un rapport sur l'état des aliénés confiés à ses soins. Ce rapport est communiqué au comité permanent et transmis par celui-ci à la commission supérieure, avec les observations du médecin inspecteur, s'il y a lieu.

Art. 19. Indépendamment des médecins de sections, le service hygiénique et médical des aliénés peut être confié à tels médecins que désignent les administrations ou les personnes qui ont effectué leur placement. Dans ce cas, ces médecins sont soumis aux mêmes règles de surveillance et à la même responsabilité que les médecins de sections.

Art. 20. Il est établi à Gheel une infirmerie avec deux divisions principales, l'une pour les hommes, l'autre pour les femmes. — Il est annexé à l'infirmerie un certain nombre de cellules d'observation et de traitement.

Art. 21. Les médecins de sections, et généralement tous les médecins chargés du soin des aliénés dans la commune, peuvent, lorsqu'ils le jugent nécessaire, envoyer les malades à l'infirmerie en remettant à cet effet à leurs nourriciers un bulletin qui énonce les motifs de leur envoi. — Ce bulletin est présenté sans délai par le nourricier au médecin inspecteur qui autorise ou refuse l'admission après avoir pris, s'il y a lieu, les informations nécessaires.

Art. 22. Les traitements du médecin inspecteur et des médecins de sections sont fixés par le Ministre de la justice, sur la proposition de la commission supérieure d'inspection.

Art. 23. Pour couvrir cette dépense, ainsi que les frais occasionnés par le placement et la surveillance des aliénés, il est constitué un fonds commun à l'aide d'une rétribution annuelle de 12 fr. par an payée pour chaque aliéné. — L'emploi et la répartition de ce fonds commun sont réglés par la commission supérieure. Il en est rendu compte annuellement au Ministre de la justice.

Art. 24. Les frais de traitement des malades à l'infirmerie sont remboursés en vertu d'un tarif arrêté chaque année par le Ministre de la justice sur la proposition de la commission supérieure.

Art. 25. Le paiement des rétributions annuelles et le remboursement des frais de traitement mentionnés dans les deux articles qui précèdent, peuvent être remplacés par des abonnements, ou de toute autre manière, en vertu de conventions particulières conclues entre la commission supérieure et les communes ou les administrations de bienfaisance et soumises à la ratification du Ministre de la justice.

Art. 26. Les médicaments prescrits par les médecins de sections sont pris indistinctement chez les pharmaciens de la commune qui auront accepté le tarif arrêté par la commission supérieure sur la proposition de la commission médicale de la province. — Le bénéfice de ce tarif peut être étendu, en vertu d'une décision du comité permanent, aux malades traités par les médecins particuliers.

III. — Du placement des aliénés, de la désignation des nourriciers et des conditions auxquelles ils sont soumis.

Art. 27. Peuvent être placés dans la commune de Gheel les aliénés de toutes les catégories, à l'exception de ceux à l'égard desquels il faut employer avec continuité les moyens de contrainte et de coërcition, les aliénés suicides, homicides et incendiaires, ceux dont les évasions auraient été fréquentes ou dont les affections seraient de na-

ture à troubler la tranquillité ou à blesser la décence publiques.

Art. 28. La commission supérieure, le comité permanent et le médecin inspecteur entendus, arrête chaque
année la liste des nourriciers autorisés à recevoir des
aliénés.

Cette liste contient, dans autant de colonnes distinctes :
— 1o Les noms et prénoms des nourriciers ; — 2o leur profession ; — 3o leur domicile ; — 4o le nombre et la description des pièces qu'ils peuvent affecter à la réception
et au logement des aliénés ; — 5o le nombre des aliénés
qu'ils sont autorisés à recevoir ; — 6o le nombre des
aliénés de chaque sexe qui sont déjà placés chez eux.

Art. 29. Il est interdit de placer des aliénés de sexe dif-
férent chez le même nourricier, sauf les exceptions autorisées par le comité permanent.

Art. 30. Les administrations et les particuliers peuvent
placer leurs aliénés chez tels nourriciers qu'ils jugent convenables, sauf à se conformer aux conditions mises à ce
placement. — Le secrétaire de la commission communi-
que à cet effet la liste des nourriciers autorisés dont il
est fait mention à l'art. 26 qui précède et fournit d'ailleurs
toutes les indications qui peuvent lui être demandées.

Art. 31. Chaque aliéné est placé sous la garde spéciale
et la surveillance directe du nourricier chez lequel il est
mis en pension. Celui-ci est responsable de tous les dommages ou dégâts que son pensionnaire peut occasionner.
— Sauf le cas d'urgence ou de force majeure, il ne peut
employer à son égard aucune mesure de correction ou de
contrainte, tels que la réclusion, l'emploi des liens, de la
ceinture ou de la camisole de force, sans y avoir été préa-

lablement autorisé par le médecin de la section, qui en fait rapport au médecin inspecteur.

Art. 32. Un réglement rédigé par la commission supérieure, et approuvé par le Ministre de la justice, détermine le régime auquel les aliénés doivent être soumis chez les nourriciers, leur nourriture, leur habillement, leur coucher, leurs occupations, les moyens de contrainte et de correction dont il peut être fait usage à leur égard, les soins hygiéniques dont ils doivent être l'objet, et généralement toutes les conditions auxquelles doivent se soumettre les nourriciers pour être portés ou maintenus sur la liste mentionnée à l'article 28.

IV. — Du retrait et de la suspension des autorisations accordées aux nourriciers et des déplacements.

Art. 33. Tout nourricier qui enfreint les dispositions du réglement mentionné à l'article 32, qui refuse, néglige ou est hors d'état de se conformer aux conditions essentielles qui lui sont imposées, est déclaré inhabile à recevoir des aliénés, et l'autorisation qui a pu lui être accordée à cet effet lui est retirée.

Art. 34. Le nourricier qui maltraite un aliéné, qui refuse ou néglige de suivre les instructions ou les ordres donnés par les membres de la commission supérieure, du comité permanent ou par les médecins, peut être frappé de la même incapacité.

Art. 35. Le retrait des autorisations est prononcé par la commission supérieure.

Art. 36. Le retrait d'autorisation peut également être

prononcé par le comité permanent, sauf recours à la commission supérieure.

Art. 37. Le comité permanent peut ordonner le déplacement des aliénés ou leur changement de nourricier.

V. — Des formalités à remplir à l'arrivée des aliénés dans la commune.

Art. 38. Chaque gardien ou conducteur d'un aliéné, à son arrivée dans la commune, remet les pièces dont il est porteur aux termes de l'article 9 de la loi du 18 juin 1850, (1) au secrétaire de la commission supérieure chargé de la tenue du registre mentionné à l'art. 22. de la même loi.

Art. 39. L'aliéné, avant d'être placé chez son nourricier, est mis en observation à l'infirmerie et visité par le médecin inspecteur et par le médecin de la section à laquelle il appartient, afin de constater son genre d'aliénation. — La durée de la quarantaine est fixée par le médecin inspecteur. — Celui-ci peut dispenser de la quarantaine chaque fois que la position particulière ou l'état de santé de l'aliéné paraît l'exiger.

VI. — De la sortie des aliénés.

Art. 40. Sont applicables aux aliénés placés dans la commune de Gheel les dispositions des articles 43, 44, 45,

---

(1) En voir le texte à la fin de la présente note.

47 et 48 du réglement général approuvé par l'arrêté royal
du 1er mai 1851. — Toutefois le délai de 24 heures prescrit par les deux derniers articles sera porté à trois
jours.

Art. 41. Le médecin inspecteur, sur l'avis des médecins de sections ou des médecins particuliers, provoque
le renvoi de la commune des individus dont l'aliénation présente le caractère qui, aux termes de l'art. 25
du présent réglement, doit motiver leur exclusion. —
Sur le certificat du médecin inspecteur, le comité permanent avertit les administrations ou les personnes qui
ont effectué le placement, et fixe un délai pour qu'elles
fassent reprendre leurs aliénés. Ce délai expiré, le comité
permanent prend les mesures nécessaires pour le renvoi
de ces aliénés au lieu de leur domicile, aux frais de qui
de droit.

VII. — Du transport des aliénés.

Art. 42. Sont applicables au transport des aliénés dirigés vers la commune de Gheel, les dispositions des
articles 49 à 54 du réglement général du 1er mai 1851.

VIII. — Du tarif des pensions.

Art. 43. Un tarif des pensions pour les aliénés placés
dans la commune de Gheel est rédigé par la commission supérieure d'inspection, et transmis au Ministre de
la justice par la députation permanente de la province

qui y joint son avis. — Ce tarif est fixé par un arrêté royal. Il est basé sur un minimum uniforme, calculé sur les frais indispensables à l'entretien et au traitement des aliénés. Il peut comprendre plusieurs classes de pensions en raison des soins que réclament les diverses catégories de malades : tranquilles, agités , malpropres, etc.

Art. 44. Les pensions des aliénés placés par leurs familles ou par des particuliers peuvent être réglées de commun accord avec les nourriciers, sous l'unique réserve de ne pas être au-dessous du minimum fixé par le tarif approuvé par le gouvernement.

IX. — Des primes et des récompenses à accorder aux nourriciers.

Art. 45. Des primes et des récompenses sont accordées aux nourriciers qui se distinguent par leur humanité et les soins qu'ils donnent à leurs pensionnaires. — Ces primes et ces récompenses peuvent être imputées sur le fonds commun mentionné à l'article 23 du présent réglement et sont décernées par la commission supérieure, le comité permanent, les médecins de sections et le médecin inspecteur entendus.

X. — De la participation des aliénés aux exercices religieux, et de l'aumônier.

Art. 46. Un aumônier est spécialement attaché à l'établissement de Gheel.

Art. 47. Les aliénés, qui se rendent aux exercices religieux dans les églises de la commune, à moins qu'ils ne soient tranquilles et notoirement connus par leur conduite modeste et décente, doivent être accompagnés par leurs nourriciers.

XI. — Des évasions.

Art. 48. Dans le cas d'évasion d'un aliéné, le nourricier doit en donner immédiatement connaissance au secrétaire de la commission et au bourgmestre de la commune. — Les agents de la force publique sont mis sans délai à la poursuite de l'aliéné évadé.

Art. 49. La commission supérieure d'inspection arrête un tarif fixe d'indemnité pour la reprise des aliénés évadés.

XII. — De l'ordre et de la police par rapport aux aliénés.

Art. 50. La commission supérieure d'inspection s'entend avec l'administration de la commune pour la publication d'un réglement d'ordre et de police destiné à régler les rapports des habitants avec les aliénés, à prévenir tout abus, tout désordre, et spécialement à interdire aux aliénés la fréquentation des auberges et cabarets.

(31 décembre 1852.)

RÉGLEMENT D'ORDRE INTÉRIEUR DE L'ÉTABLISSEMENT D'ALIÉNÉS

A GHEEL,

En exécution des articles 10, 12, 16, 17, 26, 28, 32, 33 *et suivants,* 43, 45, 49 *et* 50 *du réglement du* 1er *mai* 1851.

I. — Du Comité permanent.

ART. 1er. Le Comité permanent s'assemble le premier vendredi de chaque mois, à trois heures de relevée. — En cas d'absence ou d'empêchement du président, il est remplacé par le membre le plus âgé. — Aucune décision ne peut être prise par moins de trois membres, y compris le président. — Une liste de présence est signée par les membres qui assistent à la réunion. — Le secrétaire ne peut se dispenser d'assister aux séances sans y avoir été autorisé par le président du Comité ; dans ce dernier cas, il est remplacé par le commis aux écritures ou par l'un des membres du Comité.

ART. 2. Le Comité désigne dans son sein un trésorier chargé des recettes, paiements et généralement de tout ce qui concerne la comptabilité de l'établissement ; les écritures y relatives sont faites sous sa direction, par le secrétariat.

Art. 3. Tous les mois le Comité désigne dans son sein un de ses membres qui, sous le titre de *visiteur*, est chargé de présider aux placements et aux déplacements et d'inspecter les aliénés chez leurs nourriciers.

Nul placement ou déplacement ne peut avoir lieu sans que l'on ait consulté préalablement le médecin-inspecteur. — Les placements et déplacements opérés dans le mois, sont soumis à l'approbation du Comité.

Art. 4. Le visiteur peut, dans ses visites, se faire accompagner par le secrétaire. — Les dates de ces visites sont inscrites et paraphées par le visiteur sur le livret de l'aliéné, et sur le livre des visites déposé au siége du Comité et destiné à recevoir les observations des visiteurs et des membres du Comité.

Art. 5. Les frais de route alloués aux termes de l'art. 12 du réglement spécial du 1er mai 1851, sont calculés en raison du nombre des jours de visite consignés au livre mentionné à l'article qui précède.

II. — Du tarif des pensions.

Art. 6. Les aliénés indigents sont rangés en deux classes par la fixation du taux des pensions : la première classe comprend les aliénés malpropres et ceux qui exigent des soins spéciaux ; dans la seconde classe sont rangés les aliénés propres et paisibles. — Le taux des pensions est fixé chaque année conformément à l'art. 43, § 2, du réglement spécial du 1er mai 1851. — Les propositions à faire à cet effet sont transmises à l'administration supérieure, au plus tard six semaines avant l'ouverture de l'exercice auquel se rapporte le tarif proposé.

ART. 7. Dans le prix de la pension sont compris tous les frais de nourriture, d'habillement, de logement, de surveillance et de traitement au domicile du nourricier, sauf les frais du transport et de traitement des malades à l'infirmerie, qui sont fixés par des tarifs spéciaux.

ART. 8. Les nourriciers n'ont pas droit aux prix des journées que leurs pensionnaires passent à l'infirmerie ; le montant en est versé dans la caisse de cet établissement, en déduction des frais de traitement. — Les administrations ou les particuliers qui fourniraient l'habillement aux aliénés placés par leurs soins, jouiront de ce chef d'une remise sur le prix de la pension, évaluée de commun accord par les intéressés et le Comité permanent.

ART. 9. Les pensions sont payées par *semestre* et par anticipation. — Les semestres commencent le 1er janvier et le 1er juillet. Le montant en est adressé franc de port au Comité permanent. — En cas de décès ou de départ des aliénés dans le courant du semestre, les administrations ou particuliers qui ont opéré les placements ont droit à la restitution du prix des journées qui (sauf une retenue au profit du fonds commun mentionné à l'art. 23 du réglement du 1er mai 1851, dont la quotité est fixée par arrêté royal), restent à courir pour achever le semestre.

III. — Des Hôtes et des Nourriciers.

ART. 10. Les personnes autorisées dans la commune à recevoir des aliénés, sont classées en deux catégories :

les *hôtes* et les *nourriciers*. — On entend par *hôtes* les habitants de la commune qui ont obtenu l'autorisation de
recevoir chez eux, en pension, des aliénés payant au
moins 25 francs de plus que le minimum fixé pour les
indigents. — On entend par *nourriciers* les habitants de la
commune autorisés à recevoir chez eux des aliénés au
prix minimum de la pension.

Art. 11. Pour obtenir l'autorisation d'être inscrit sur
la liste des hôtes et des nourriciers, les intéressés adres-
sent à la Commission supérieure une demande par écrit,
contenant les renseignements mentionnés aux n° 1, 2, 3, 4
et 6 de l'art. 28 du réglement du 1er mai 1851, et indiquant le nombre des aliénés de l'un et de l'autre sexe
qu'ils pourraient recevoir. — Cette autorisation n'est
accordée que tout autant qu'il est reconnu, qu'il est sa-
tisfait aux condition essentielles : — de moralité, — de
soins et propreté, — de nourriture saine et abondante,
— d'espace, de salubrité et d'aërage des locaux spécialement destinés aux aliénés.

Art. 12. En conformité de l'art. 28 du réglement précité, le Comité permanent et le médecin-inspecteur s'entendent pour la conféction des listes préparatoires des
hôtes et des nourriciers, en classant ceux-ci en raison
des aptitudes et des avantages qu'ils offrent respectivement. — Le Comité permanent place les aliénés nouvel-
lement arrivés chez les nourriciers en suivant, autant
que possible, le tour de rôle d'inscription dans le classement général.

Art. 13. Après la clôture de la liste annuelle et en cas
d'urgence ou de titres jugés valables, le Comité permanent peut, d'accord avec le médecin-inspecteur, accor-

der des autorisations provisoires, sauf ratification de
la Commission supérieure, lors de sa plus prochaine
séance.

Art. 14. On remet à l'hôte ou au nourricier, avec
chaque malade qui lui est confié, un livret portant le
nom, l'âge, le sexe, la profession, l'état civil et le domicile de l'aliéné, la nature de l'affection dont il est atteint,
le montant de la pension et généralement tous les autres
renseignements que l'on juge utiles d'y insérer. — Ce
livret est paraphé, lors de chacune de leurs visites, par
les membres du Comité permanent et le médecin-inspecteur qui y inscrivent, s'il y a lieu, leurs observations. —
Ce même livret sert de compte courant au nourricier, et
l'on y porte en conséquence les paiements successifs qui
lui sont faits.

Art. 15. Les parents, tuteurs ou administrations charitables qui veulent placer leurs malades, en ne payant que
le minimum de la pension, sont tenus à laisser le choix
du nourricier au Comité permanent, lequel, dans ce cas,
assume la responsabilité du régime auquel sont soumis
les pensionnaires.

Art. 16. Les parents, tuteurs ou administrations charitables qui se décident à payer une pension excédant au
moins de 25 fr. le minimum fixé par le tarif mentionné à
l'art. 6 du présent réglement, peuvent choisir ou faire
choisir par leurs délégués les hôtes auxquels ils confient
leurs malades, ou charger de ce soin le Comité permanent. — Dans tous les cas, les arrangements pris avec les
hôtes et le montant de la pension de l'aliéné doivent être
portés à la connaissance du Comité, afin que celui-ci
puisse s'assurer de l'exécution rigoureuse des conditions

du contrat, relativement au bien-être de l'aliéné pensionnaire.

Art. 17. L'art. 33 du réglement du 1er mai 1851 est
applicable à tout nourricier qui refuserait de recevoir un
aliéné recommandé par le Comité.

Art. 18. Le Comité permanent, le médecin-inspecteur
et les médecins de section s'entendent pour désigner annuellement à la Commission supérieure, les nourriciers
et infirmiers gardes de section qui se sont distingués par
leur humanité et les soins qu'ils donnent aux aliénés, et
qui par conséquent paraissent avoir des titres aux primes et récompenses prévues par l'art. 45 du réglement
du 1er mai 1851. — Il est aussi dressé, de la même manière, une liste des hôtes et des nourriciers qui ne rem -
pliraient pas les conditions requises et auraient enfreint
les dispositions des réglements, afin de leur appliquer, le
cas échéant, les pénalités comminées au chap. IV du ré -
glement précité.

IV. — De la nourriture, du logement, du coucher, do
l'habillement et du mode d'occupation des Aliénés.

Art. 19. La nourriture des aliénés doit être saine et
abondante, et en général la même que celle de la famille
où ils sont placés. — En tous cas, ils recevront au moins,
par semaine, trois kilogrammes et demi de pain de froment ou de méteil et un kilogramme de viande, indépendamment des légumes, du beurre et de la bière dont
la Commission supérieure déterminera, s'il y a lieu, les
quantités. — Les quantités de pain et de viande pourront

être réduites d'un sixième pour les femmes et les enfants au-dessous de 15 ans. — Le Comité permanent fixera les heures des repas, afin de pouvoir exercer une surveillance aussi active et aussi efficace que possible en ce qui concerne le régime alimentaire.

Art. 20. Dans les cas spéciaux et particulièrement dans le cas de maladie incidente, le médecin de section prescrit l'alimentation et envoie, s'il y a lieu, à l'infirmerie le malade qui aurait besoin d'un régime réparateur extraordinaire.

Art. 21. Les chambres servant au logement des aliénés doivent avoir au moins une surface de 6 mètres carrés et une hauteur de 2 mètres 50 centimètres. Elles doivent, si elles ne sont pas à l'étage, être élevées d'une marche au moins au-dessus du sol. Si elles sont disposées immédiatement sous la toiture, elles doivent être convenablement plafonnées en forme de mansarde. — Les fenêtres, qui doivent pouvoir s'ouvrir à volonté, auront au moins 50 centimètres en carré ; elles seront garnies de châssis en fer, en cas de besoin. — Le sol des chambres sera planchéié de préférence, ou du moins carrelé avec soin.

Art. 22. Deux ou plusieurs aliénés ne peuvent être logés dans la même chambre qu'en vertu d'une autorisation spéciale du Comité permanent, les médecins de section et le médecin-inspecteur entendus ; dans ce cas l'espace doit être calculé à raison de 12 mètres cubes au minimum par individu. — Cet article sera applicable aux chambres dans lesquelles coucheraient plusieurs personnes aliénées et non aliénées.

Art. 23. Les murs et le plafond des chambres doivent être blanchis à la chaux, au moins deux fois par an, et aussi souvent d'ailleurs que l'exigent l'hygiène et la propreté.

Art. **24.** Le Comité permanent, le médecin-inspecteur et les médecins de section veillent, au surplus, de la manière la plus attentive à tout ce qui concerne la salubrité et la bonne tenue des logements, et sont tenus de signaler immédiatement à la Commission supérieure les locaux qui leur paraîtraient insalubres ou peu convenables, et les nourriciers qui refuseraient ou négligeraient d'exécuter les mesures d'assainissement qui leur seraient recommandées.

Art. **25.** Le coucher se compose des objets suivants : — un lit en fer ou en bois ; — une paillasse et un matelas garni de laine, ou laine et crin mélangés pour les aliénés malpropres ; — un traversin, une paire de draps de lit, en forte toile ; une, deux ou trois couvertures, selon la saison ; — un vase de nuit ; — la paille doit être renouvelée au moins deux fois par an, et lorsque les malades sont malpropres, aussi souvent que la propreté l'exige.

Art. **26.** Les lits destinés aux aliénés malpropres, doivent être disposés de manière à pouvoir en nettoyer facilement le fond et le dessous, et à prévenir toute odeur nuisible ou désagréable. A cet effet on aura recours à des vases ou baquets, placés sous les couchettes et destinés à recueillir les déjections. — Ces récipients seront nettoyés et entretenus avec le plus grand soin.

Art. **27.** Les vêtements des indigents doivent être propres et décents, sans marque distinctive apparente ; ils sont en étoffe de laine en hiver, et en étoffe de coton, de lin ou mélangés en été. — Les chemises et le linge en général sont changés au moins une fois par semaine, et pour les aliénés malpropres, autant de fois que de besoin.

Art. 28. Les aliénés peuvent, avec l'autorisation des médecins de section, être occupés par leurs nourriciers à des travaux susceptibles de les distraire, sans les exposer à une fatigue nuisible. Cette autorisation, subordonnée à l'approbation du médecin-inspecteur, peut-être suspendue ou retirée au moment où l'on pourrait en faire abus. — On avisera aussi aux moyens d'organiser en faveur des aliénes qui paraîtront susceptibles d'en profiter, un enseignement religieux, une école, un cours de chant et des exercices gymnastiques.

V. — Des moyens de sûreté et de contrainte.

Art. 29. Les moyens de sûreté et de contrainte autorisés dans l'établissement, sont les suivants :

1° Vigilance des nourriciers et des infirmiers gardes de section. — 2° Bons procédés, prévenances et consolations adaptés à l'état des malades. — 3° Camisole et caleçon de force, ceinture et autres moyens de même nature, à indiquer par le médecin-inspecteur. — 4° Isolement dans le logement. — 5° Translation à l'infirmerie.

L'emploi des moyens indiqués aux nᵒˢ 3, 4 et 5, est, sauf le cas d'urgence ou de force majeure, subordonné à l'autorisation préalable du médecin de la section, qui en fait le rapport au médecin-inspecteur. — La translation et l'isolement à l'infirmerie, peuvent être ordonnés par le médecin de la section, avec le consentement du médecin-inspecteur.

Art. 30. Toute violence ou mauvais traitement envers un aliéné est punie du retrait de l'autorisation de rece-

voir des pensionnaires, sans préjudice, le cas échéant,
des poursuites devant les tribunaux compétents.

Art. 31. Les médecins et les infirmiers gardes de
section qui auraient connaissance d'une infraction à
l'art. 29, d'un acte de violence ou d'un abus quelconque,
sont tenus d'en donner immédiatement connaissance au
Comité permanent, au médecin-inspecteur et au secrétaire.

VI. — Des Infirmiers Gardes de section.

Art. 32. Il est attaché à chaque section un infirmier
garde de section.

Art. 33. La nomination et la révocation des infirmiers
gardes de section appartiennent à la Commission supérieure, qui fixe leurs appointements. — Leur suspension,
avec ou sans retenue sur les appointements, peut être prononcée par le Comité permanent, sur l'avis du médecin-
inspecteur.

Art. 34. En cas d'urgence et dans l'intervalle des réunions de la Commission supérieure, le Comité permanent,
d'accord avec le médecin-inspecteur, peut pourvoir aux
vacatures à titre provisoire, sauf à en donner immédiatement connaissance à la Commission supérieure.

Art. 35. Les devoirs et les attributions des infirmiers
gardes de section sont les suivants : — 1° Remplir l'office
de commissionnaire et d'infirmier d'hôpital, et porter les
ordres des services administratifs, hygiéniques et médicaux. — 2° Parcourir continuellement la section à laquelle
ils sont respectivement attachés et surveiller particulière-

ment les aliénés qui leur sont désignés à cet effet. — 3° Signaler au médecin de section, et, s'il y a lieu, au médecin-inspecteur, les cas de maladies incidentes qui n'auraient pas été annoncés par le nourricier. — 4° Assister au transport des malades à l'infirmerie, veiller à la rentrée des aliénés aux heures fixées, prévenir et réprimer tout désordre causé par les aliénés ou dont ils seraient l'objet, empêcher tout mauvais traitement à leur égard, les secourir en cas de besoin et veiller en général à la stricte exécution des réglements et des instructions qui peuvent leur être donnés. — 5° Accompagner, le cas échéant, les aliénés qui se rendent à l'établissement et ceux qui le quittent, poursuivre et reprendre les évadés. — Les infirmiers gardes de section se conformeront, au surplus, aux ordres et aux instructions que peuvent leur donner le Comité permanent, le médecin-inspecteur et les médecins de section.

Art. 36. Il est interdit aux infirmiers gardes de section de se livrer, pendant les heures de service, à des occupations étrangères à leurs fonctions et de recevoir, sous quelque prétexte que ce soit, des rémunérations ou présents des nourriciers ou des hôtes, des aliénés ou d'autres personnes, à raison des fonctions dont ils sont chargés.

VII. — De l'ordre de la police.

Art. 37. La sortie des aliénés est autorisée en été depuis 6 heures du matin jusqu'à 8 heures du soir, et en hiver depuis 8 heures du matin jusqu'à 4 heures du soir, sauf les exceptions expressément autorisées par le Comité permanent.

Art. 38. La fréquentation des cabarets est interdite aux aliénés; il n'est fait exception que pour les aliénés tranquilles et qui se comportent avec décence, qui s'y rendraient pour prendre quelque rafraîchissement. — En tout cas, il est strictement défendu de leur servir des liqueurs spiritueuses.

Art. 39. Il est interdit aux aliénés d'errer dans les rues, ou dans le voisinage des granges, avec des pipes allumées non couvertes.

Art. 40. Les hôtes, les nourriciers et les infirmiers gardes de section sont spécialement chargés de veiller à la stricte exécution des dispositions qui précèdent, sans préjudice pour les premiers de la responsabilité, en cas de dommages ou dégâts prévus à l'article 31 du réglement du 1er mai 1851.

Art. 41. L'administration communale sera invitée à prendre de son côté des mesures pour assurer l'exécution des dispositions qui précèdent, spécialement en ce qui concerne la police des cabarets, la prévention et la répression des abus, outrages et mauvais traitements dont des individus pourraient se rendre coupables envers les aliénés, et les rapports de la police locale avec le personnel préposé à la garde et à la surveillance des aliénés.

VIII. — Des évasions et de la reprise des Aliénés.

Art. 42. Les nourriciers et les infirmiers gardes de section sont responsables de l'évasion des aliénés qui leur sont confiés. — Lorsqu'ils estiment qu'un aliéné pourrait avoir l'intention de s'évader, quand même il n'y aurait pas eu de tentative à cet effet, ils sont tenus d'en donner immédiatement connaissance au Comité permanent, qui prend les mesures nécessaires pour prévenir l'évasion.

Art. 43. En cas de fuite d'un aliéné, l'hôte ou le nourricier chez lequel il était placé en donne sur-le-champ connaissance au garde de section, au Comité permanent et au bourgmestre de la commune, qui prennent de concert les mesures nécessaires pour la reprise de l'évadé.

Art. 44. Le tarif d'indemnité pour la reprise des aliénés évadés est fixé à 75 centimes par 5 kilomètres de distance de l'habitation de leur nourricier. — Cette indemnité, ainsi que les frais de route et de séjour dans les asiles provisoires, calculés au taux du tarif général, arrêté à ce sujet aux termes de l'art. 26 de la loi du 18 juin 1850 et de l'art. 58 du réglement organique du 1er mai 1851, sont supportés pour 3/4 par le nourricier et pour 1/4 par le garde de section. — Toutefois, si l'aliéné évadé est pensionnaire chez un hôte, celui-ci supporte seul les frais dont il s'agit.

IX. — Du service hygiénique, médical et pharmaceutique.

Art. 45. Indépendamment des obligations qui leur sont imposées par l'art. 17, chap. II du réglement du 1er mai 1851, les médecins de section sont tenus : — 1° De se rendre chaque jour, à une heure fixée, au centre de leur section, chez un nourricier désigné à cet effet, afin d'y recevoir les noms des malades de la section qui ont besoin d'être visités à domicile et d'examiner ceux qui se présenteraient à la consultation. — 2° De constater chaque trimestre, sur le livret mentionné à l'art. 14 du présent réglement, l'état physique et moral de chacun des aliénés dont le soin leur est respectivement confié, en indiquant la date de l'examen, dont le résultat est transmis au médecin-inspecteur, aux termes de l'article 18 du réglement du 1er mai 1851.

Art. 46. Le médecin-inspecteur visite au moins quatre fois par an toutes les sections; ces visites sont inscrites, avec leur date, au livre mentionné à l'art. 4 du présent réglement. — Le médecin-inspecteur tient en outre un registre analogue à celui dont l'art. 10 du réglement organique du 1er mai 1851 prescrit la tenue aux médecins des établissements d'aliénés, et en transmet annuellement le résumé à l'administration supérieure, par l'intermédiaire de la Commission d'inspection.

Art. 47. La direction de l'infirmerie appartient au médecin-inspecteur; les fonctions d'économe sont remplies par le secrétaire. — La Commission supérieure ou, en vertu de sa délégation, le Comité permanent, nomme le personnel des infirmiers et des infirmières et prend les mesures nécessaires pour l'organisation de l'infirmerie, le tout après avoir pris l'avis du médecin-inspecteur.

Art. 48. Il est dressé une liste de pharmaciens de la commune qui acceptent les conditions du tarif mentionné à l'art. 26 du réglement du 1er mai 1851. — Ces pharmaciens sont soumis au contrôle spécial du médecin-inspecteur et de la Commission médicale de la province, qui veillent chacun en ce qui les concerne, à la bonne préparation des médicaments et à la stricte exécution des conditions posées dans le tarif.

Art. 49. Chaque trimestre, les états des médicaments fournis dans chaque section sont contrôlés et vérifiés par le médecin de la section, qui certifie au bas du mémoire que les médicaments ont été requis et qu'il les a reçus. — Les états certifiés, après avoir été revêtus du *visa* du médecin-inspecteur, sont transmis au Comité permanent pour être liquidés selon les formes ordinaires.

Art. 50. Le vin non mélangé à des médicaments ne peut être prescrit sans autorisation du Comité permanent.

DISPOSITION GÉNÉRALE.

Art. 51. Un extrait des dispositions de la loi du 18 juin 1850, du présent réglement et du réglement spécial du 1er mai 1851, dont il importe de donner connaissance aux hôtes et aux nourriciers, est imprimé dans les deux langues pour être distribué aux intéressés.

Approuvé en séance du **20 septembre 1852.**

La Commission supérieure d'Inspection et de Surveillance des Aliénés établis à Gheel,

(Signé) : T. Teichmann. — De Haerne. — Eyskens. — M.-G. Claikens. — J. Van Praet. — C. Van Mansfeld. — J.-B. Aerts. — D. Pauli — J.-J. Moortgat.

Par ordonnance : *Le Secrétaire,*

(Signé) T.-T. Van Broeckhoven.

Pour copie conforme : *Le Greffier provincial,*
(Signé) : E. De Cuyper.

LE MINISTRE DE LA JUSTICE,

Vu le Réglement qui précède;

Vu l'art. 32 du réglement spécial pour l'organisation de l'établissement d'aliénés à Gheel;

ARRÊTE :

Le Réglement qui précéde, est approuvé.

Bruxelles, le 31 décembre 1852.

(Signé) CH. FAIDER.

Pour copie conforme :

Le Secrétaire général,
(Signé) DE CRASSIER.

INSTRUCTIONS POUR L'ENVOI D'ALIÉNÉS A GHEEL.

(Extrait de la loi du 18 juin 1850.)

Art. 7. Le chef d'un établissement ne pourra recevoir aucune personne atteinte d'aliénation mentale que :

1° Sur une demande écrite d'admission du tuteur d'un interdit, accompagnée de la délibération du conseil de famille, prise en exécution de l'article 510 du code civil; ou si l'interdiction n'a pas encore été prononcée, sur la demande de l'administrateur provisoire, accompagnée du jugement rendu en vertu de l'article 497 du même code;

2° Sur une demande d'admission de l'autorité locale du domicile de secours d'un aliéné indigent;

3o En vertu d'un arrêté de collocation pris par l'autorité locale compétente par l'application de l'article 95 de la loi communale;

4o En exécution d'un réquisitoire d'un officier du ministère public dans le cas de l'article 12 ci-après (prévenus, accusés, condamnés ou acquittés reconnus en état d'aliénation mentale) ;

5o Sur une demande d'admission de toute personne intéressée indiquant la nature des relations, et, le cas échéant, le degré de parenté ou d'alliance qui existe entre elle et l'aliéné. — Cette demande devra être revêtue du visa du bourgmestre où l'aliéné se trouvera;

6o En vertu d'un arrêté de la députation permanente du conseil provincial, dans les cas des numéros 2, 3 et 5 précédents. — S'il y a urgence, cet arrêté pourra être porté par le gouverneur seul, et il sera soumis à la députation permanente lors de sa première réunion.

Art. 8. Dans les cas des numéros 2, 3, 4, 5 et 6 de l'article précédent, il devra être produit un certificat constatant l'état mental de la personne à placer et indiquant les particularités de la maladie. — Ce certificat, pour être admis, devra avoir moins de quinze jours de date et être délivré par un médecin non attaché à l'établissement. — Néanmoins, en cas d'urgence, le certificat du médecin ne sera pas exigé, au moment de la réception de l'aliéné; mais il devra, dans ce cas, être délivré dans les vingt-quatre heures.

Art. 9. Tout individu qui conduira un aliéné dans un établissement sera tenu de faire transcrire, sur le registre mentionné à l'article 22, les pièces dont il devra être porteur aux termes des articles précédents.

NOTE F

GHEEL EST-IL UN ÉTABLISSEMENT OU UNE COLONIE D'ALIÉNÉS?

On a pu voir, dans les réglements qui précèdent, que Gheel est qualifié d'*Etablissement d'aliénés* : aussi MM. les docteurs Bulkens et de Mundy nous ont-ils invité à renoncer au mot de *Colonie*, comme impropre et susceptible d'ailleurs d'interprétations erronées. Ils voudraient une dénomination qui indiquât, dans sa brièveté significative, les caractères charitables de Gheel, c'est-à-dire la vie de famille, l'air libre, le régime hygiénique, moral, médical, appliqué au traitement des maladies mentales.

Si nous eussions découvert dans la langue française un mot qui embrassât toutes ces nuances, nous aurions cédé avec empressement aux conseils de nos deux savants correspondants; mais n'ayant à choisir qu'entre *colonie* et *établissement*, nous avons opté pour la première appellation, par des raisons que nous devons soumettre aux juges compétens.

Disons d'abord que *colonie* est le mot légal. En qualifiant Gheel d'*Etablissement d'aliénés*, les rédacteurs des réglements ont perdu de vue l'article 6 de la loi organique du 18 juin 1850 qui porte :

« L'organisation de la *colonie* de Gheel et autres semblables, qui pourront exister ou se former par la suite, et le régime des aliénés qui y seront envoyés, feront l'objet d'un réglement spécial. »

Nulle part la loi ne qualifie Gheel d'*Etablissement* d'aliénés.

Un tel langage aurait été contraire à la tradition administrative.

Dans l'enquête du mois d'août 1841 , le rapporteur M. Ducpétiaux, d'une si haute autorité en ces matières, après avoir décrit les divers *établissements d'aliénés* de Belgique, passe à la *colonie d'aliénés* de la commune de Gheel (1), et cette désignation reparaît sans cesse, depuis le titre jusqu'à la dernière page.

M. le docteur Parigot l'emploie de même, dans ses écrits (2); et M. Bulckens aussi (3).

Et c'est justice, car cette expression est la plus conforme à la vérité historique et logique.

Un établissement d'aliénés ne peut se dire que d'une institution fondée par quelqu'un, soit l'État ou les citoyens : l'initiative privée ou officielle en est le caractère essentiel.

(1) Page 104.

(2) Voir l'*Air libre et la vie de famille dans la commune de Gheel*, page, 69, 70, 71 et *passim*.

(3) Voir ci-dessus, page 76.

Or, personne ne peut revendiquer l'honneur d'avoir établi Gheel; c'est l'œuvre des mœurs, des siècles, des peuples, de tout le monde; œuvre qui porte en elle-même un caractère spontané, traditionnel, à l'exclusion de toute idée de fondation personnelle. Une colonie dit tout cela, sinon avec une entière évidence, du moins avec plus de clarté que toute autre locution.

Mais les raisons logiques sont beaucoup plus concluantes encore.

Ainsi que nous le disons dans l'Avant-propos, le caractère propre des établissements d'aliénés, c'est la réclusion, l'incarcération des malades, caractère qui ne disparait pas avec les jardins et les parcs. Le caractère d'une colonie, c'est la vie de famille, l'air libre, le travail volontaire: antithèse radicale entre deux idées et deux systèmes, qui doit se retrouver dans l'antithèse non moins tranchée des expressions, afin qu'au simple énoncé l'esprit soit immédiatement fixé et éclairé. L'établissement correspond à un certain type d'organisation familier à tout le monde, tellement que l'étranger se rendant à Gheel, et n'y découvrant qu'une simple et modeste infirmerie, trouvera l'institution bien inférieure à ce qu'il a pu voir dans toute l'Europe. Administrateurs et directeurs même, s'il s'en trouve un jour de moins intelligents que ceux d'aujourd'hui, sous le coup d'une admiration trop tiède ou même d'observations critiques des visiteurs, se sentiront excités, pour le perfectionnement de leur institut, à imiter les meilleurs modèles du genre fermé. Ce sera la négation et le déclin de Gheel.

La colonie correspond à un type diamétralement contraire; elle porte l'esprit sur le placement des malades chez des *colons* ou *cultivateurs* (1), sur leur distribution dans la campagne, où ils forment une *colonie*, et deviennent, par le développement des travaux agricoles, des agents de *colonisation*. Le perfectionnement de ce type conduit à la réduction au *minimum* de tout vestige d'établissement fermé, qui n'apparaît plus, sous le nom d'*infirmerie*, que comme une ressource pour les exceptions.

Dans l'établissement, le beau idéal consiste à concentrer les malades en un seul local, sous une seule surveillance ; dans la colonie, le beau idéal consiste à les disséminer tous dans la campagne, en une multitude de maisons sous la surveillance d'autant de familles.

Dans l'établissement, l'administration, la direction médicale, le système de constructions, la discipline réglementaire sont considérés comme les principaux agents et instruments de guérison. Dans la colonie, le premier rôle appartient à la famille, à la nature, au travail consenti, au droit commun.

Pour tout résumer en un mot, l'établissement condamne les malades à la captivité ; la colonie leur laisse la liberté.

Sous peine de confusion dans les idées deux principes, deux systèmes, deux régimes essentiellement contraires ne doivent pas porter le même nom. Il convient que désormais toutes les imitations de Gheel s'appellent des *colonies* (2), que les imitations de la Salpêtrière ou de Charenton

_____

(1) La racine étymologique est la même : *colere*, cultiver.

(2) On peut voir, par l'une des épigraphes que nous avons empruntées au docteur Moreau, de Tours (page 13), que ce savant et célèbre aliéniste, médecin de *l'établissement* de Bicêtre, adopte

continuent à s'appeler des *établissements*, des hospices, ou plutôt des prisons d'aliénés. Peut-être y aura-t-il à introduire un troisième mot pour désigner les créations mixtes, comme déjà plusieurs médecins en projettent, le docteur Parigot entre autres, qui émaneront de l'initiative particulière et adopteront le principe de la liberté de Gheel, en attendant que leurs développements permettent de les ranger au nombre des colonies. Nous réserverions volontiers à ces dernières institutions le titre d'*asile*, usurpé par les établissements actuels.

Par ces considérations nous avons maintenu à Gheel la qualification de Colonie d'aliénés, mais en ajoutant sur la couverture de notre livre ces mots : *vivant en famille et en liberté*, pour déférer autant que possible aux scrupules de MM. Bulckens et de Mundy.

pour Gheel et les institutions pareilles la qualification de colonie, comme opposée à celle d'asile fermé.

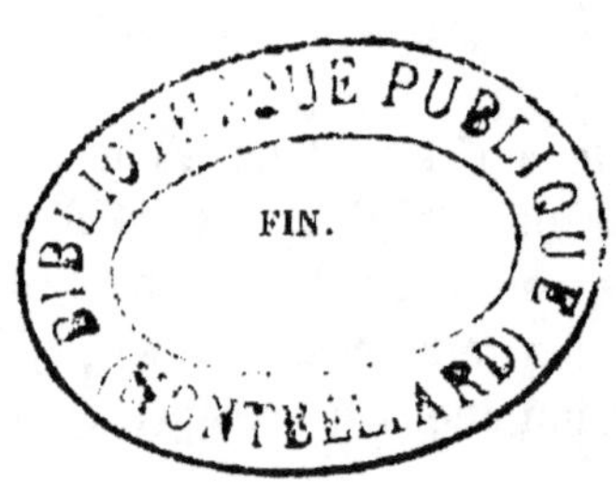

FIN.

TABLE

FIN DE LA TABLE.

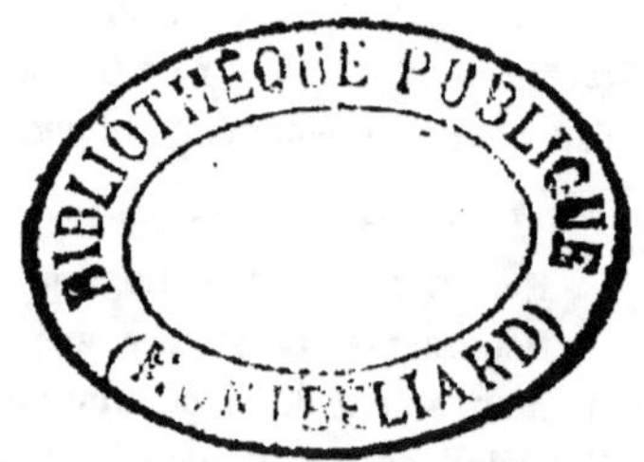